ATLAS
"COMO EU FAÇO" EM
ENDOSCOPIA BARIÁTRICA

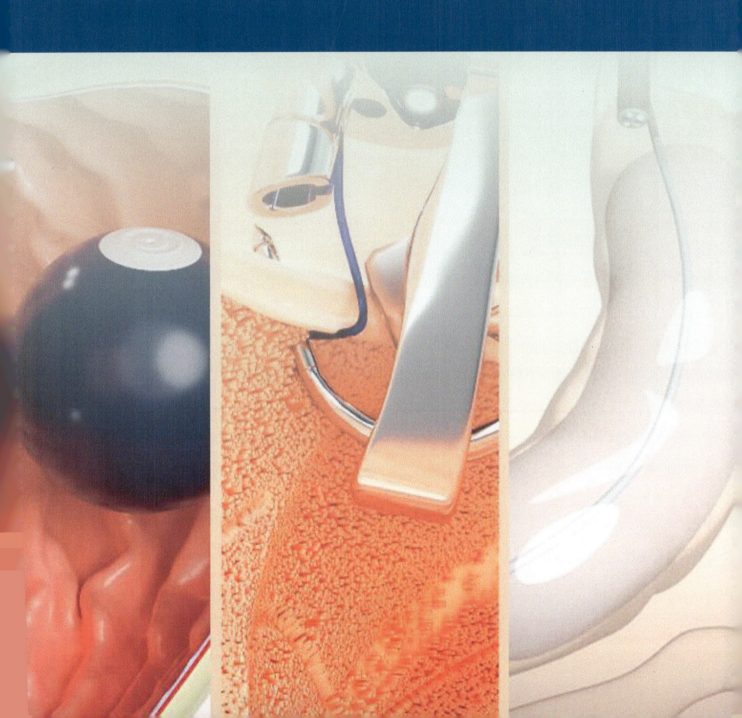

ATLAS
"COMO EU FAÇO" EM
ENDOSCOPIA BARIÁTRICA

Editor

Eduardo Guimarães Hourneaux de Moura | Bruno da Costa Martins
Diogo Turiani Hourneaux de Moura | Flaubert Medeiros de Sena
Flávio Ferreira | Giorgio Baretta | Ivan Roberto B. Orso | Jimi Scarparo
João Paulo Pontual | Luiz Cláudio Miranda da Rocha
Marco Aurélio D'Assunçao | Vitor Ottoboni Brunaldi
Thiago Alonso Domingos | Thiago Ferreira de Souza

2021

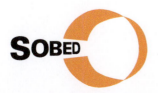 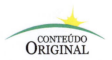

ATLAS – COMO EU FAÇO EM ENDOSCOPIA BARIÁTRICA

Eduardo Guimarães Hourneaux de Moura

Produção editorial: Triall Editorial Ltda

Copydesk: Karina Cobo

Revisão: Equipe Triall

Diagramação: Triall Editorial Ltda.

Capa: Triall Editorial Ltda

Foto da Capa: Gustavo Luis Rodela

© 2021 Editora dos Editores

Todos os direitos reservados. Nenhuma parte deste livro poderá ser reproduzida, sejam quais forem os meios empregados, sem a permissão, por escrito, das editoras. Aos infratores aplicam-se as sanções previstas nos artigos 102, 104, 106 e 107 da Lei nº 9.610, de 19 de fevereiro de 1998.

ISBN: 978-65-86098-22-8

Editora dos Editores

São Paulo: Rua Marquês de Itu, 408 - sala 104 – Centro.
(11) 2538-3117

Rio de Janeiro: Rua Visconde de Pirajá, 547 - sala 1121 – Ipanema.
www.editoradoseditores.com.br

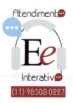

Impresso no Brasil
Printed in Brazil
1ª impressão – 2021

Este livro foi criteriosamente selecionado e aprovado por um Editor científico da área em que se inclui. A Editora dos Editores assume o compromisso de delegar a decisão da publicação de seus livros a professores e formadores de opinião com notório saber em suas respectivas áreas de atuação profissional e acadêmica, sem a interferência de seus controladores e gestores, cujo objetivo é lhe entregar o melhor conteúdo para sua formação e atualização profissional.
Desejamos-lhe uma boa leitura!

Dados Internacionais de Catalogação na Publicação (CIP)
(Câmara Brasileira do Livro, SP, Brasil)

Atlas : como eu faço em endoscopia bariátrica / 1. ed. -- São Paulo : Editora dos Editores Eireli, 2021.

Vários editores.
Vários autores.
ISBN 978-65-86098-22-8

1. Medicina e saúde 2. Anatomia 3. Cirurgia bariátrica 4. Endoscopia 5. Endoscopia - Atlas 6. Gastroscopia - Atlas 7. Próteses endoscópicas

20-48543
CDD-616.307545
NLM-WI 141

Índices para catálogo sistemático:

1. Endoscopia digestiva : Medicina 616.307545
Maria Alice Ferreira - Bibliotecária - CRB-8/7964

Sobre os Autores

Eduardo Guimarães Hourneaux de Moura

- Coordenador do Núcleo de Endoscopia Bariátrica da Sociedade Brasileira de Endoscopia Digestiva (SOBED).
- Diretor do Serviço de Endoscopia Gastrointestinal do Hospital das Clínicas da Faculdade de Medicina da Universidade de São Paulo (FMUSP).
- Professor Livre-docente do Departamento de Gastroenterologia da FMUSP.
- Coordenador da Residência Médica em Endoscopia da Faculdade de Medicina da Universidade de São Paulo (FMUSP).
- Professor da Pós-graduação do Programa Ciências em Gastroenterologia da FMUSP.

Bruno da Costa Martins

- Doutor em Ciências da Gastroenterologia pela Faculdade de Medicina da Universidade de São Paulo (FMUSP).
- Médico do Serviço de Endoscopia do Instituto do Câncer do Estado de São Paulo (ICSP).
- Médico do Serviço de Endoscopia do Hospital Alemão Oswaldo Cruz.

Christopher C. Thompson

- Professor Titular da Harvard Medical School.
- Diretor de Endoscopia no Brigham and Women´s Hospital – Harvard Medical School.

Diogo Turiani Hourneaux de Moura

- Médico Assistente do Serviço de Endoscopia Gastrointestinal do Hospital das Clínicas da Faculdade de Medicina da Universidade de São Paulo (HC-FMUSP).
- Mestre em Ciências em Gastroenterologia pelo Departamento de Gastroenterologia da FMUSP.
- Doutor em Ciências em Gastroenterologia pelo Departamento de Gastroenterologia da FMUSP.
- *Postdoctoral Research Fellow* – Brigham and Women's Hospital – Harvard Medical School
- Membro do Núcleo de Endoscopia Bariátrica da Sociedade Brasileira de Endoscopia Digestiva (SOBED).

Fabio Alberto Castillo Bustamante

- Médico na Universidade Nacional da Colômbia, Colômbia (UNC).
- Cirurgião Geral Avançado da Universidade El Bosque, Colômbia.
- Mestre em Ciências da Gastroenterologia da Faculdade de Medicina da Universidade de São Paulo (FMUSP).
- Especialista em Endoscopia pelo Serviço de Endoscopia Gastrointestinal do Hospital das Clínicas da Faculdade de Medicina da Universidade de São Paulo (HC-FMUSP).

Flaubert Sena de Medeiros

- Membro Titular da Sociedade Brasileira de Endoscopia Digestiva (SOBED), Federação Brasileira de Gastroenterologia (FBG) e Colégio Brasileiro de Cirurgiões (CBC).
- Médico Assistente do Serviço de Endoscopia Gastrointestinal do Hospital Universitário Onogre Lopes da Universidade Federal do Rio Grande do Norte (UFRN).
- Mestre em Educacao Médica pela UFRN.

Flávio Coelho Ferreira

- Especialista em Endoscopia pelo Serviço de Endoscopia Gastrointestinal do Hospital das Clínicas da Faculdade de Medicina da Universidade de São Paulo (HC-FMUSP).
- Mestre em Cirurgia pela Universidade Federal de Pernambuco (UFP).
- Diretor do Serviço de Endoscopia NeoGastro, Recife – Pernambuco.
- Coordenador do Serviço de Endoscopia do Hospital Otávio de Freitas, Recife – Pernambuco.
- Membro do Núcleo de Endoscopia Bariátrica da Sociedade Brasileira de Endoscopia Digestiva (SOBED).

Giorgio Alfredo Pedroso Baretta

- Mestre e Doutor pela Faculdade de Medicina da Universidade Federal do Paraná (UFPR).
- Membro Titular da Sociedade Brasileira de Endoscopia Digestiva (SOBED), Sociedade Brasileira de Cirurgia Bariátrica (SBCBM), Colégio Brasileiro de Cirurgiões (CBC), Colégio Brasileiro de Cirurgia Digestiva (CBCD), Sociedade Brasileira de Cirurgia Minimamente Invasiva e Robótica (SOBRACIL) e International Federation Of Surgery Obesity (IFSO).
- Membro do Núcleo de Endoscopia Bariátrica da SOBED.
- Coordenador da Pós-graduação em Cirurgia Bariátrica e Metabólica do Instituto Jacques Perissat da Universidade Positivo, Curitiba – Paraná.

Ivan R. B. Orso

- Ex-Médico Residente do Serviço de Endoscopia Gastrointestinal do Hospital das Clínicas da Faculdade de Medicina da Universidade de São Paulo (HC-FMUSP).
- Doutor em Ciências em Gastroenterologia pelo Departamento de Gastroenterologia da Faculdade de Medicina da Universidade de São Paulo (FMUSP).
- Coordenador do Serviço de Endoscopia do Hospital São Lucas do Centro Universitário Assis Gurgacz, Cascavel – Paraná.
- Professor Adjunto de Gastroenterologia do Centro Universitário da Fundação Assis Gurgaz.
- Membro do Núcleo de Endoscopia Bariátrica da Sociedade Brasileira de Endoscopia Digestiva (SOBED).

Jimi Izaques Bifi Scarparo

- Membro Titular da Federação Brasileira de Gastroenterologia (FBG).
- Membro Titular da Sociedade Brasileira de Endoscopia Digestiva (SOBED).
- Membro Titular da Sociedade Brasileira de Cirurgia Bariátrica e Metabólica (SBCBM).
- Diretor-Técnico da Clínica e Hospital Dia – Scarparo Scopia, São Paulo – SP.

João Paulo de Souza Pontual

- Residência Médica em Endoscopia Digestiva pelo Instituto Materno Infantil de Pernambuco (IMIP-PE).
- Residência Médica em Cirurgia do Aparelho Digestivo pela Universidade Federal de Pernambuco (UFPE).
- Residência Médica em Cirurgia Geral pela UFPE.
- Membro do Núcleo de Endoscopia Bariátrica da Sociedade Brasileira de Endoscopia Digestiva (SOBED).

Luiz Claudio Miranda da Rocha

- Médico Assistente do Serviço de Endoscopia do Hospital Mater Dei Unidade Santo Agostinho.
- Pós-graduação em Endoscopia Digestiva Diagnóstica e Terapêutica no Hopital Edouard Herriot, Department de Hepatogastroenterologie, Lyon França.
- Mestre em Gastroenterologia pela Universidade Federal de Minas Gerais (UFMG).
- Membro do Núcleo de Endoscopia Bariátrica da Sociedade Brasileira de Endoscopia Digestiva (SOBED).

Marco Aurélio D'Assunção

- Especialização em Endoscopia Digestiva pelo Hospital Universitário da Universidade de São Paulo (HU-USP).
- Mestre em Cirurgia pela Faculdade de Ciências Médicas da Santa Casa de Misericórdia de São Paulo (SCMSP).
- Médico Assistente do Serviço de Endoscopia do Hospital Sírio-Libânes em São Paulo (HSL).
- Membro do Núcleo de Endoscopia Bariátrica da Sociedade Brasileira de Endoscopia Digestiva (SOBED).

Thiago Alonso Domingos

- Especialização em Endoscopia pelo Serviço de Endoscopia Gastrointestinal do Hospital das Clínicas da Faculdade de Medicina da Universidade de São Paulo (HC-FMUSP).
- Mestre em Ciências pelo Departamento de Cirurgia do Aparelho Digestivo da Faculdade de Medicina da Universidade de São Paulo (FMUSP).
- Chefe do Serviço de Endoscopia Digestiva da Santa Casa de Campo Grande.
- Professor do Curso de Medicina da Universidade Anhanguera-UNIDERP.
- Membro do Núcleo de Endoscopia Bariátrica da Sociedade Brasileira de Endoscopia Digestiva (SOBED).

Thiago Ferreira de Souza

- Médico Assistente do Serviço de Endoscopia Gastrointestinal do Hospital das Clínicas da Faculdade de Medicina da Universidade de São Paulo (HC-FMUSP).
- Doutor em Ciências em Gastroenterologia pelo Departamento de Gastroenterologia da FMUSP.
- Membro do Núcleo de Endoscopia Bariátrica da Sociedade Brasileira de Endoscopia Digestiva (SOBED).

Vítor Ottoboni Brunaldi

- Médico do Serviço de Endoscopia Gastrointestinal do Hospital das Clínicas da Faculdade de Medicina da Universidade de São Paulo (HC-FMUSP).
- Mestre em Ciências em Gastroenterologia pelo Departamento de Gastroenterologia da Faculdade de Medicina da Universidade de São Paulo (FMUSP).
- Membro do Núcleo de Endoscopia Bariátrica da Sociedade Brasileira de Endoscopia Digestiva (SOBED).
- Doutorando do Programa de Pós-graduação em Ciências em Gastroenterologia pela FMUSP.

Prefácio

Sinto-me extremamente feliz por prefaciar o livro Atlas de Endoscopia Bariátrica. Faço-o na atitude de aprendiz, pouco comum a prefaciador. Quem prefacia tem geralmente a posição de quem apresenta ou até introduz apoiado em sua suposta capacidade e competência, em seu conhecimento e renome. É sempre a postura de quem pode julgar a obra que está prefaciando e avalizá-la para o público a quem se destina. Um prefácio é um costume antigo que se torna a legitimação ou a validação da autoridade.

Desta vez, porém, este prefaciador se põe na situação de quem tem o privilégio da prioridade da leitura de uma obra escrita pelos membros do Núcleo de Endoscopia Bariátrica da SOBED - Sociedade Brasileira de Endoscopia Digestiva para anunciar a alegria do aprendido, do encontrado, do descoberto. É uma sensação de superação do discurso comum cheio de presunçosas certezas fáceis que dominam o conhecimento.

Esta é uma obra de construção coletiva, a partir de um projeto da SOBED 2018-2020, presidido pelo Dr. Jairo Silva Alves, que visa a difusão de conhecimento. Certos conceitos, antes aprisionados nas cadeias de definições fechadas, passam a ser repensados como categorias abertas e dinâmicas de um pensamento novo e complexo, projetando-se para o futuro e não se prendendo às polêmicas do passado.

Há algo de novo que promete mais do que remete, na visão de uma realidade em mudança, profundamente vinculada a uma prática acadêmica do processo de construção coletiva do conhecimento. Cada capítulo tem sua base na prática acadêmica, agregada à experiência pessoal, com conteúdo elaborado de maneira crítica e de forma muito criteriosa.

O cunho prático desta obra visa colaborar para sanar dúvidas e permitir uma maior compreensão dos achados endoscópicos durante a realização de um exame. Há embutida neste Atlas uma proposta aberta de agregar novos conhecimentos através de novas imagens e acarretar contribuições em edições futuras, não se tratando de algo fechado e ultimado.

Estou convicto da relevância desta contribuição e do cumprimento das metas estabelecidas.

Eduardo Guimarães Hourneaux de Moura

São Paulo, 20 de abril de 2021.

Sumário

Parte 1   **INTRODUÇÃO 1**

Capítulo 1   **Anatomia Endoscópica Pós-cirurgia Bariátrica. Como eu Faço o Exame. Truques e Dicas.. 3**
- ▶ Marco Aurélio D'Assunção

Capítulo 2   **Balões Intragástricos Técnicas Endoscópicas 9**
- ▶ Jimi Izaques Bifi Scarparo
- ▶ Giorgio Alfredo Pedroso Baretta
- ▶ Thiago Alonso Domingos

Capítulo 3   **Gastroplastia Endoscópica Vertical ou Endosutura Gástrica 27**
- ▶ Diogo Turiani Hourneaux de Moura
- ▶ Jimi Izaques Bifi Scarparo
- ▶ Thiago Ferreira de Souza
- ▶ Eduardo Guimarães Hourneaux de Moura

Capítulo 4   **Endobarrier.. 43**
- ▶ Bruno da Costa Martins
- ▶ Ivan R. B. Orso
- ▶ Eduardo Guimarães Hourneaux de Moura

Capítulo 5   **Remodelamento de Mucosa Duodenal como Tratamento Endoscópico do**
Diabetes Tipo 2.. 51
- ▶ Vítor Ottoboni Brunaldi
- ▶ Diogo Turiani Hourneaux de Moura
- ▶ Eduardo Guimarães Hourneaux de Moura

Capítulo 6   **Tratamento Endoscópico do Reganho de Peso pós-Bypass Gástrico 59**
- ▶ Giorgio Alfredo Pedroso Baretta
- ▶ Vitor Ottoboni Brunaldi
- ▶ Jimi Izaques Bifi Scarparo

Capítulo 7   **Tratamento Endoscópico da Fístula ou Deiscência Pós-cirurgia Bariátrica com Próteses 69**
- ▶ Flávio Coelho Ferreira

Capítulo 8 Tratamento Endoscópico da Fístula ou Deiscência Pós-cirurgia Bariátrica. Técnica de Septotomia 79
- Flávio Coelho Ferreira

Capítulo 9 Tratamento Endoscópico da Fístula ou Deiscência Pós-cirurgia Bariátrica. Técnica de Vacuoterapia e Drenagem por Pigtail 87
- Flaubert Sena de Medeiros

Capítulo 10 Tratamento Endoscópico da Fístula Crônica Pós-cirurgia Bariátrica. Técnica com o Uso do Oclusor Cardíaco 95
- Diogo Turiani Hourneaux de Moura
- Christopher C. Thompson
- Eduardo Guimarães Hourneaux de Moura

Capítulo 11 Retirada Endoscópica de Banda Gástrica 105
- Thiago Alonso Domingos
- Bruno da Costa Martins
- Eduardo Guimarães Hourneaux de Moura

Capítulo 12 Tratamento Endoscópico de Anel de Restrição 115
- Thiago Alonso Domingos
- João Paulo de Souza Pontual
- Giorgio Alfredo Pedroso Baretta

Capítulo 13 Tratamento Endoscópico da Estenose da Anastomose Gastrojejunal Pós-Bypass Gástrico 125
- Luiz Claudio Miranda da Rocha

Capítulo 14 Tratamento Endoscópico da Estenose Pós-gastrectomia Vertical 135
- João Paulo de Souza Pontual
- Eduardo Guimarães Hourneaux de Moura
- Bruno da Costa Martins

Capítulo 15 CPRE Pós-Bypass Gástrico em Y-de-Roux 151
- Ivan R. B. Orso
- Thiago Alonso Domingos
- Bruno da Costa Martins

Capítulo 16 Injeção Endoscópica da Toxina Botulínica na Parede Gástrica no Tratamento da Obesidade 161
- Fabio Alberto Castillo Bustamante
- Eduardo Guimarães Hourneaux de Moura

Parte 2 VÍDEOS 167

Índice Remissivo 175

PARTE I

INTRODUÇÃO

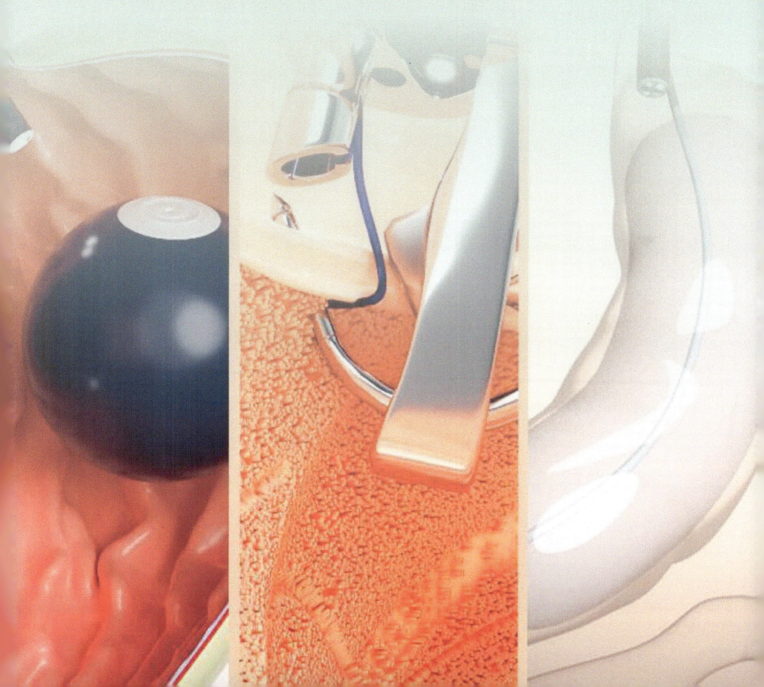

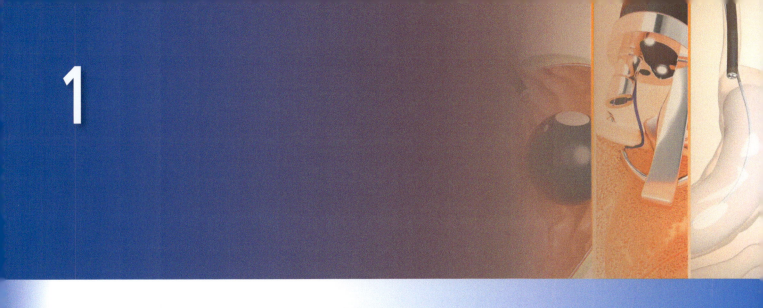

▶ Marco Aurélio D'Assunção

Anatomia Endoscópica Pós-cirurgia Bariátrica. Como eu Faço o Exame. Truques e Dicas

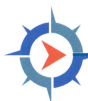

INTRODUÇÃO

Vivemos hoje uma epidemia silenciosa, disfarçada de atos e costumes atrelados à vida moderna, chamada obesidade. O modo como muitos encaram a vida nos dias de hoje fez com que a incidência dessa doença aumentasse em progressão geométrica e se tornasse pandêmica mesmo em países onde o excesso de peso era uma condição incomum num passado não muito distante.

Concomitantemente, tratamentos clínicos pouco eficazes fizeram com que cirurgiões afeitos ao problema desenvolvessem técnicas para redução de peso, sendo elas restritivas, disabsortivas ou mistas. A cirurgia bariátrica tornou-se um dos procedimentos cirúrgicos mais realizados na atualidade. Na nossa prática clínica, não é incomum nos depararmos com pacientes que serão submetidos a endoscopia digestiva alta exclusivamente para controle pós-cirúrgico de intervenções bariátricas diversas.

É de fundamental importância o reconhecimento endoscópico do tipo de cirurgia realizada, suas possíveis complicações e como descrever os achados. Para isso, o entendimento básico da anatomia cirúrgica se faz necessário para todo e qualquer endoscopista. Fazer parte de um time multidisciplinar em cirurgia bariátrica possibilita que as complicações sejam tratadas endoscopicamente, encaminhadas para cirurgia ou mesmo ambos simultaneamente.

Muitas foram as técnicas desenvolvidas ao longo dos anos, algumas já abandonadas. As duas técnicas mais utilizadas na atualidade são o Bypass e a gastrectomia vertical (*Sleeve Gastrectomy*). Mais raramente, ainda encontramos alguns pacientes com a cirurgia de Fobi-Capella. Não podemos nos esquecer dos dispositivos de implantação para restrição, hoje pouco utilizados devido às complicações frequentes que apresentaram, como a banda gástrica.

Abordaremos aqui como avaliar as situações endoscopicamente, as técnicas mais comuns e algumas encontradas menos frequentemente nos dias de hoje, como a banda gástrica e a cirurgia de Santoro.

BANDA GÁSTRICA AJUSTÁVEL

A banda gástrica foi muito utilizada no início da era bariátrica, porém suas complicações e o advento de novas técnicas cirúrgicas, como a gastrectomia vertical, fizeram com que esse dispositivo fosse praticamente abandonado.

As bandas são colocadas por abordagem cirúrgica laparoscópica, ao redor do estômago, imediatamente abaixo da junção gastroesofágica, e fixadas usando-se um prendedor do tipo fivela. Anteriormente, a banda é fixada suturando-se o corpo do estômago sobre a banda e suturando-se a dobra de volta para a parte superior do estômago.

Como a banda é colocada em torno da superfície serosa do estômago, ela não deve ser diretamente visível na endoscopia. Localizada imediatamente abaixo da junção gastroesofágica, cerca de 3 cm, a banda pode ser apreciada como uma constrição circular extraluminal. À retroflexão, lembra muito uma fundoplicatura tipo Nissen. Geralmente é possível passar o endoscópio através do lúmen da banda para as porções distais da câmara gástrica (Figuras 1.1A e 1.1B).

Uma banda normal aparecerá imediatamente abaixo da junção gastroesofágica e será orientada horizontalmente ou com o lado esquerdo um pouco mais alto que o direito. Se a banda aparecer na vertical, ou com o lado esquerdo mais baixo que o direito, isso pode sugerir que a banda escorregou no estômago ou que parte do estômago prolapsou anormalmente através da banda. Isso é o que se chama comumente de "deslizamento da banda". Outras complicações, como a intrusão da banda, podem ser avaliadas e identificadas, mas esse não é o mote deste capítulo.

BYPASS GÁSTRICO EM Y-DE-ROUX

A derivação gástrica em Y-de-Roux (RYGB) é o procedimento bariátrico mais comum, representando praticamente metade de todas as cirurgias bariátricas realizadas em todo o mundo. O procedimento consiste na criação de uma pequena bolsa gástrica juntamente com o desvio da ingestão oral e das enzimas digestivas biliopancreáticas no intestino delgado distal, através de uma alça em Y-de-Roux.

Existem algumas variantes do Bypass gástrico. Nos procedimentos realizados por via laparoscópica, a bolsa é completamente seccionada e separada do remanescente gástrico, enquanto na abordagem aberta anterior uma linha de grampos secciona o estômago. Alguns cirurgiões ainda interpõem uma alça jejunal entre o estômago remanescente e a neocâmara com a intenção de evitar fístulas gastrogástricas.

A anastomose gastrojejunal (AGJ) pode ser criada com grampeadores circulares ou lineares ou simplesmente uma sutura manual. Convém ressaltar aqui que a cirurgia de Fobi-Capella consiste em um Bypass, com a diferença de que o cirurgião se utiliza de um anel de silicone fixado a cerca de 1 a 1,5 cm acima da AGJ, com o intuito de calibrar o esvaziamento gástrico. A intrusão frequente desse anel para a luz gástrica ou jejunal, ou mesmo seu deslocamento fez com que essa técnica fosse abandonada. Porém, ainda vemos pacientes com a compressão anelar bem próximo à linha de anastomose, fato que pode ser identificado endoscopicamente e, se necessário, revertido também por endoscopia.

É interessante lembrar que, ao se fazer a pequena neocâmara gástrica, o estômago remanescente fica excluso e as secreções gástricas atingem o trânsito alimentar jejunal por uma alça jejunal, geralmente de 50 cm

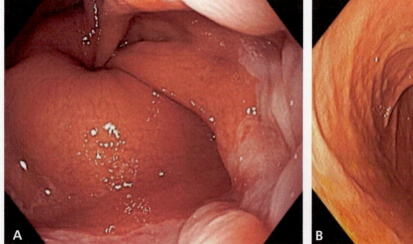
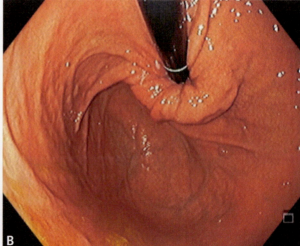

Figura 1.1 (A) Constrição por banda gástrica ajustável logo abaixo da junção escamocolunar; (B) Compressão extrínseca de banda gástrica ajustável em retroflexão.

de extensão, que é anastomosada em outra alça jejunal, seja término-lateral ou látero-lateral, numa distância entre 50 cm e 150 cm abaixo da anastomose AGJ. Isso é importante pois, em casos de hemorragia digestiva alta, muitas vezes se atinge a anastomose jejuno-jejunal com enteroscópio, o mesmo adotado quando se deseja examinar o estômago excluso.

O exame endoscópico é feito com ou sem auxílio de anesteologista, conforme cada caso. O exame do esôfago é o exame habitual, porém, quando atingimos a região da junção escamocolunar, pouquíssimas vezes encontramos o pinçamento diafragmático típico (Figura 1.2A e 1.2B). Na maioria dos pacientes a membrana frenoesofágica é desfeita, e com ela se vão os mecanismos anatômicos de contenção do refluxo.

Ao examinarmos a neocâmara, devemos nos ater a três pontos de vital importância na descrição e que obrigatoriamente devem estar no laudo endoscópico. Primeiro, o tamanho linear pela pequena curvatura do coto gástrico, que geralmente varia de 1 a 5 cm. Segundo, o diâmetro da AGJ. Esta pode ser mensurada utilizando-se uma pinça de biópsia aberta junto à anastomose. Previamente sabemos a medida que temos com as conchas abertas. Daí estimamos o diâmetro, que se espera estar ao redor de 12 mm (Figura 1.3A e 1.3B) E, por fim, em terceiro lugar, uma avaliação da grande curvatura gástrica remanescente. Deve-se verificar se há uma grande concavidade, que pode representar um aumento do volume da neocâmara, ou se a grande curvatura está com uma discreta concavidade, que é o que se espera de um coto gástrico no Bypass (Figura 1.4).

Nos pacientes com Fobi-Capella o anel deve ser observado cerca de 1 a 1,5 cm acima da anastomose. Caso seja coincidente, pode ser causa de dor pelo seu deslo-

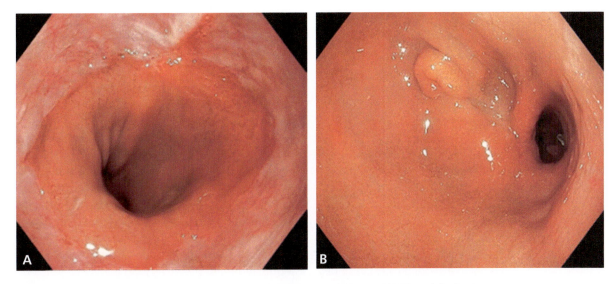

Figura 1.2 (A) Junção escamocolunar em paciente com Bypass; (B) "Pouch" gástrico.

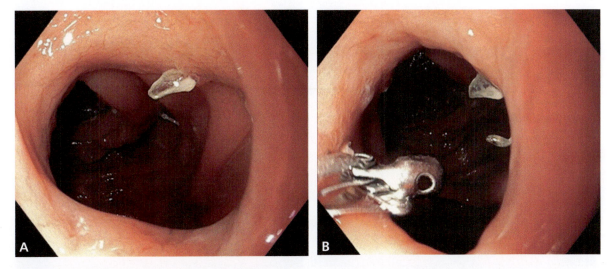

Figura 1.3 (A) Anastomose gastrojejunal com fio de sutura; (B) Pinça de biópsia junto à anastomose gastrojejunal para estimativa do calibre da anastomose.

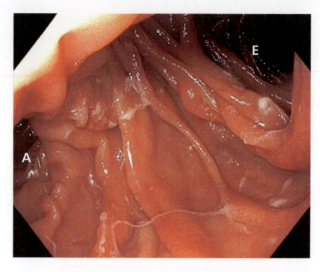

Figura 1.4 Alça jejunal com bocas aferente (A) e eferente (E).

camento. Os anéis por vezes diminuem a luz de maneira intensa, o que pode causar vômitos pós-prandiais. Aqui o tratamento endoscópico pode ser útil, tanto na remoção quanto na dilatação e rompimento do anel com balão de acalasia.

GASTRECTOMIA VERTICAL

Esse tipo de resseção, aparentemente mais simples, foi introduzido como primeiro tempo de tratamento cirúrgico bariátrico para pacientes superobesos com IMC maior que 60. Com a redução significativa do peso, seriam submetidos a uma segunda cirurgia de Bypass, reduzindo-se assim as complicações pós-operatórias.

No entanto, foi observado que a perda ponderal da maior parte dos pacientes era muito significativa, sem necessidade de uma segunda intervenção cirúrgica. Isso fez com que pacientes com IMC entre 40 e 60 também fossem submetidos à gastrectomia vertical. Os resultados observados mostraram perda ponderal entre 50% e 60% do excesso de massa corporal e resolução do diabetes de até 70%.

Então, como avaliar o paciente operado de gastrectomia vertical?

Apesar de aparentemente ser uma cirurgia mais simples que o Bypass, há inúmeros pontos a serem avaliados. É comum se observar uma transição esofagogástrica sempre entreaberta, consequência de manipulação cirúrgica. Já na câmara gástrica remanescente, identifica-se a linha de sutura, que se encontra onde anteriormente era a grande curvatura (Figura 1.5A e 1.5B). Essa linha deve se estender desde o ângulo de His até a porção média do antro gástrico. Deve-se ter cuidado

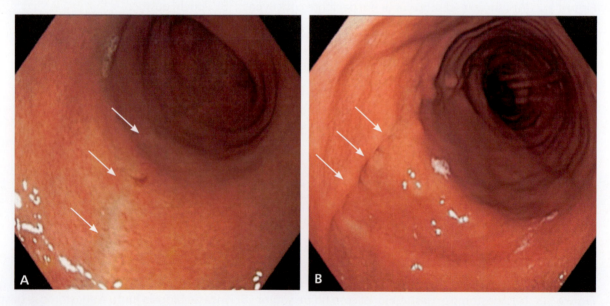

Figura 1.5 Observe as linhas de sutura ao longo do corpo gástrico contralateral à pequena curvatura.

nessa avalição, pois muitas vezes pacientes submetidos a endoscopia digestiva alta nem sequer informam que foram submetidos a cirurgia, ou mesmo não sabem relatar qual tipo de ressecção foi realizada. Por vezes nos deparamos com ressecções extremamente econômicas que podem nos dar a impressão de que cirurgia alguma foi feita. Em contraposição, pacientes com ressecções excessivas podem dar um aspecto tubular muito estreito, o que diminui a complacência da parede gástrica.

Outro aspecto que diz respeito ao exame consiste justamente na elasticidade que as paredes apresentam durante a insuflação. Devemos relatar o calibre em que se apresenta a incisura angular em relação à "grande curvatura". Essa área, quando muito estreita, pode estar relacionada a empachamento pós-prandial, ou mesmo refluxo gastroesofágico. Nos pacientes em que é possível, pode ser realizada uma retroflexão a partir do antro, documentando-se o calibre da região da incisura com o diâmetro do aparelho (Figuras 1.6A a 1.6C). Por vezes isso não é possível, ou pelo calibre do aparelho, ou pelo antro de pequeno volume (Figura 1.7).

Nos pacientes que possuem muitas queixas, seja por refluxo gastroesofágico ou por empachamento pós-prandial, devemos avaliar se a linha de sutura é retilínea ou desenha um aspecto helicoidal, dando a impressão de que o estômago remanescente esteja torcido. Isso pode ser fundamental para se decidir qual o tipo de tratamento a ser empregado, conforme os sinais e sintomas apresentados pelos pacientes.

É interessante chamar atenção para o fato de que também na gastrectomia vertical os mecanismos de contenção do refluxo gastroesofágico são destruídos durante a cirurgia. Como nos pacientes com gastrectomia vertical a luz se torna muito estreita no corpo e fundo residuais, torna-se difícil a retroflexão e consequente avaliação do que seria o pinçamento diafragmático. Como em todos os casos, a pesquisa do Helicobacter pylori sempre é feita, sobretudo a pedido dos médicos clínicos ou cirurgiões que acompanham esses pacientes, independentemente dos achados endoscópicos.

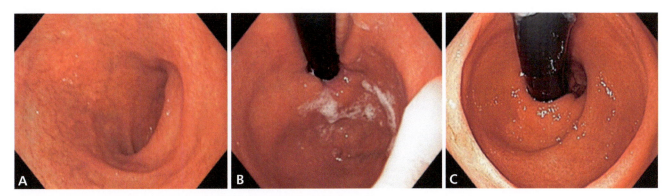

Figura 1.6 (A) região da incisura angular vista do corpo gástrico; (B e C) retroflexão do antro comparando-se o calibre do endoscópio com a incisura angular.

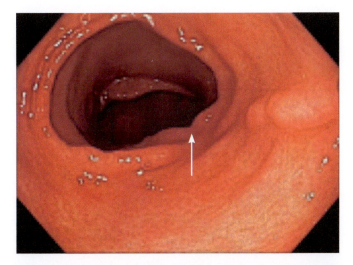

Figura 1.7 A sutura e sua extremidade distal no antro gástrico.

CIRURGIA DE SANTORO

No Brasil, o país com o segundo maior número de cirurgias bariátricas no mundo, perdendo somente para os Estados Unidos da América, há variadas técnicas operatórias que devemos considerar. Uma delas, menos frequente, mas observada no cotidiano da realização dos exames endoscópicos, é a cirurgia de Santoro III. Esta consiste em uma gastrectomia vertical associada a anastomose gastrojejunal látero-terminal, entre a grande curvatura do antro distal e uma alça jejunal. Essa variação leva à necessidade de anastomose jejuno-ileal, cerca de 80 cm antes da válvula íleo-cecal.

Endoscopicamente, devemos nos ater ao fato de que a anastomose gastrojejunal encontra-se poucos centímetros antes do piloro e, se não fizermos um exame minucioso, podemos deixar de examinar o duodeno e a segunda porção duodenal, pois acabamos por dar atenção à anastomose, sem saber que se trata na verdade de uma cirurgia de Santoro (Figura 1.8A a 1.8C). Os pacientes em sua maioria somente relatam que fizeram "uma cirurgia de redução do estômago".

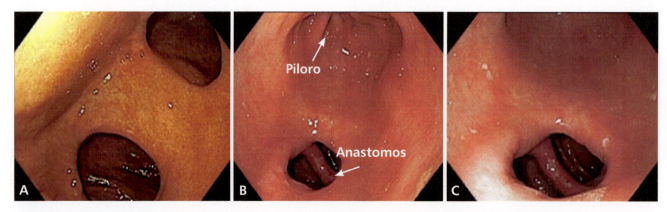

Figura 1.8 (A, B e C) antro gástrico com anastomose gastrojejunal na cirurgia de Santoro.

REFERÊNCIAS

1. American Society for Gastrointestinal Endoscopy Standards of Practice Committee, Evans JA, Muthusamy VR, et al. The role of endoscopy in the bariatric surgery patient. Gastrointest Endosc. 2015;81:1063.
2. De Palma GD et al. Role of endoscopy in the bariatric surgery of patients. World J Gastroenterol. 2014 Jun 28;20(24):7777-84.
3. Herron DM, et al. Bariatric surgical anatomy and mechanisms of action. Gastrointest Endosc Clin N Am. 2011 Apr;21(2):213-28.
4. Levine MS, et al. Imaging of bariatric surgery: normal anatomy and postoperative complications. Radiology. 2014 Feb;270(2):327-41.
5. Schulman AR, et al. Complications of Bariatric Surgery: What You Can Expect to See in Your GI Practice. Am J Gastroenterol. 2017 Nov;112(11):1640-1655.

2

▶ Jimi Izaques Bifi Scarparo
▶ Giorgio Alfredo Pedroso Baretta
▶ Thiago Alonso Domingos

Balões Intragástricos Técnicas Endoscópicas

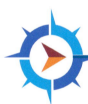

INTRODUÇÃO

O balão intragástrico (BIG) é um dispositivo de silicone ou de polímero, introduzido no estômago por via endoscópica, a fim de promover a diminuição do apetite, redução da ingesta alimentar e consequente aumento da saciedade, possibilitando a mudança no padrão alimentar e facilitando a perda de peso.

O mecanismo exato de ação dos BIG não é totalmente claro, mas sabe-se que têm pelo menos três abordagens: (1) obstrução mecânica, provocando saciedade precoce pelo obstáculo relativo à dieta, causando estímulo periférico, diminuição da capacidade gástrica e aumento no tempo de esvaziamento gástrico; (2) hormonal, com alteração na secreção de hormônios e neuropeptídios gastrointestinais (tais como produção de GLP1 no intestino e PPY no estômago) que alteram o apetite e o esvaziamento gástrico; e (3) neurogênica, por estímulo central do núcleo paraventricular do trato solitário, via estímulo vagal. Outros possíveis mecanismos estão relacionados à gastroparesia causada, com ativação de receptores pelo estiramento gástrico e obstrução de saída gástrica mecânica intermitente. Também foi postulado que os BIG podem diminuir a grelina e aumentar as concentrações de CCK (colecistoquinina) através do contato com a mucosa do fundo gástrico. No entanto, isso não foi claramente demonstrado na literatura.[1]

É aconselhável que o paciente receba um acompanhamento multidisciplinar e mensal, sugerido para os seis meses em que o paciente está com o BIG e para os seis meses subsequentes à retirada do balão, totalizando 12 meses de supervisão. Desse modo, será possível conceber um plano individual voltado às particularidades de cada paciente, resultando em maior taxa de sucesso no tratamento a longo prazo.[2] Durante o acompanhamento, são importantes o estabelecimento de metas e o gerenciamento do peso.

INDICAÇÕES

A Tabela 2.1 sintetiza as indicações do BIG, baseando-se no IMC do paciente.

Tabela 2.1 Indicações do uso do balão intragástrico de acordo com o Índice de Massa Corpórea (IMC).	
IMC entre 27 e 35 kg/m²	Pacientes que não alcançaram ou mantiveram perda de peso com medidas conservadoras
IMC > 35 kg/m² com comorbidades ou IMC > 40 kg/m²	Pacientes que apresentam contraindicação ou não desejam ser submetidos à cirurgia bariátrica
IMC > 50 kg/m² (superobesos)	Como terapia em ponte para a cirurgia bariátrica ou Como tratamento definitivo para pacientes que não desejam ou não podem ser operados

CONTRAINDICAÇÕES

O balão intragástrico, no entanto, é **contraindicado** em algumas circunstâncias, mas é importante observar e avaliar as particularidades em cada situação.[2] Inicialmente, não se indica o uso do BIG nos casos demonstrados na Tabela 2.2:

Tabela 2.2 Contraindicações absolutas e relativas ao uso do balão intragástrico (BIG).

Contraindicações absolutas

- Úlcera esofágica, gástrica ou duodenal em atividade
- Cirurgia gástrica prévia
- Gestação
- Hérnia hiatal volumosa (> 5 cm)
- Coagulopatias
- Hepatopatia grave
- Alcoolismo ou dependência de outras substâncias químicas
- Transtornos psiquiátricos não controlados
- Gravidez e lactação – é autorizado o implante do balão após os 6 meses de alimentação exclusiva, ainda que o lactente continue a usar o seio materno
- Alergia ao material utilizado
- Idade mínima de 16 anos – abaixo disso, somente com autorização de ambos os pais, pediatra, psicólogo e endocrinologista (a puberdade já deve ter sido atingida)
- Anormalidades esofagianas que possam comprometer a passagem do endoscópio

Contraindicações relativas

- DRGE não controlada
- Esofagite eosinofílica
- Outras situações com risco aumentado de sangramento gastrointestinal (GAVE, varizes esofagogástricas e telangiectasias graves como aquelas da Síndrome de Weber-Osler-Rendu)
- Doença inflamatória intestinal não controlada
- IMC menor que 27 kg/m² – embora o I Consenso Brasileiro de BIG sugira que qualquer paciente com IMC maior que 25 e que tenha falhado em outros tratamentos já se configura como indicação do tratamento
- Hérnia hiatal (≤ 5 cm, com sintomatologia importante) – há risco de encarceração do BIG e refluxo insuportável nesses casos
- Uso de anticoagulantes e anti-inflamatórios não esteroides sem possibilidade de interrupção
- Inabilidade em participar de um programa de perda de peso supervisionado

gave: Ectasia Vascular Antral; **imc:** Índice de Massa Corpórea)

TIPOS DE BALÃO INTRAGÁSTRICO

Atualmente existem diferentes tipos de BIG, que se distinguem entre si em virtude de algumas características específicas.[3] Tais características são destacadas na Tabela 2.3.

Tabela 2.3 Características específicas dos diferentes tipos de balão intragástrico.

Tempo de permanência do balão no estômago

4 Meses	6 Meses		12 Meses
Elipse	Orbera Corporea GFE	Helioscope Obalon ReShape	Spatz Corporea

Material com o qual o balão é preenchido

Fluidos		Ar
Orbera Corporea GFE	ReShape Spatz Elipse	Helioscope Obalon

Forma de implante do balão

Através de Endoscopia		Balão deglutível
Orbera Corporea GFE	ReShape Spatz Helioscope	Obalon Elipse

Número de balões implantados ao longo do tratamento

Balão único		Mais de um balão
Orbera Corporea GFE	Spatz Helioscope Elipse	ReShape (2 balões conectados) Obalon (até 3 balões)

Volume de preenchimento do balão (variável – descrito abaixo na técnica de cada balão)

Tipos de balão intragástrico aprovados para uso no Brasil

A partir da Tabela 2.4 podemos comparar os tipos de balão intragástrico de forma didática:

Tabela 2.4 Tipos de balão gástrico no Brasil.

Balão	Conteúdo	Tempo de permanência	Possibilidade de ajustes
Orbera® Corporea® GFE®	Líquido	6 meses	Não
SPATZ3®	Líquido	12 meses	Sim
Helioscope®	AR	6 meses	Não

REQUISITOS PARA QUALQUER TIPO DE BIG

1. Realizar o procedimento em ambiente adequado, com suporte avançado de vida, preparado para reanimação cardiorrespiratória (Serviços de endoscopia tipo II ou III – RDC 6, ANVISA).[4] Procedimento ambulatorial, sem necessidade de internação.
2. **Profilaxia anti-infecciosa:** sem necessidade
3. **Anticoagulação:** Interromper para o procedimento.
4. **Acessórios:** Obter materiais e acessórios específicos para o propósito de implante e explante.
5. Ter sempre uma prótese extra para os casos de desconexões.
6. Seguir as técnicas de implante e explante preconizadas pelos fabricantes e descritas a seguir.
7. É recomendado que a técnica seja realizada por um médico endoscopista familiarizado com pacientes obesos e com a introdução de próteses endoscópicas
8. **Sedação para implante:** Normalmente se usa sedação endoscópica profunda praticada pelo próprio endoscopista para a colocação de qualquer BIG.
9. **Sedação para explante:** No entanto, para a retirada pode-se optar por EOT, com anestesia geral, sob supervisão do anestesista. A opção por sedação simples na retirada é recomendada apenas para endoscopistas já experientes na condução desse procedimento. Os autores recomendam realizar os primeiros 100 procedimentos com intubação orotraqueal, conduzida por anestesista, no explante da prótese.
10. **Dieta pré-procedimento de implante:** Dieta líquida 24 horas antes e jejum de 8 horas.
11. **Dieta pré-procedimento de explante:** Dieta líquida 49 a 72 horas antes, uso abusivo de refrigerantes colados (COCA-COLA) nesse período e jejum de 12 horas.
12. **Prescrição pré-procedimento de implante:** se possível, iniciar IBP e procinéticos dias antes do procedimento.
13. **Prescrição pré-procedimento de explante:** interromper IBP uma semana antes do procedimento, usar procinéticos previamente.
14. **Prescrição ev dia do procedimento:** Realizar boa hidratação, Dexametasona 4 mg EV, Hioscina ou Escopolamina 1 amp EV, Bromoprida 1 amp EV, IBP 1 amp EV, Ondansertrona 8 mg EV.

TÉCNICAS DE IMPLANTE E EXPLANTE DOS BALÕES

Seguindo a proposta deste livro, este capítulo tem a intenção de ser um manual prático para aqueles que intentam conduzir o tratamento com balão gástrico, em qualquer um de seus modelos presentes no Brasil.

Embora o explante do BIG seja considerado um procedimento de maior risco que o implante, ambos são procedimentos simples e de baixo risco, quando comparados a outros procedimentos terapêuticos endoscópicos.

Balões líquidos convencionais (não ajustáveis)

Os procedimentos indicados tanto para o implante como para o explante do BIG líquido convencional, não ajustável, são os mesmos para todas as marcas usadas no Brasil.

IMPLANTE/COLOCAÇÃO DE BIG CONVENCIONAL[5-7]

(Veja Vídeo 1 Implante/colocação de BIG convencional, na Parte 2 deste Atlas).

1. Sedação adequada ou anestesia geral.
2. Endoscopia digestiva alta é minuciosamente praticada, no afã de surpreender contraindicações para o implante, ainda que uma endoscopia prévia já tenha sido realizada pelo próprio médico ou por outro colega.
3. Não se identificando contraindicações, a esfera de silicone é inserida ainda vazia, pela boca, similarmente à introdução de qualquer sonda orogástrica (Figura 2.1), passando-se pelo esôfago, até chegar ao estômago, onde será insuflada sob visão endoscópica (todo o procedimento dura aproximadamente 15 minutos).
4. Antes de prosseguir com o enchimento do BIG, certifique-se do correto posicionamento do BIG e do cateter de introdução, ou seja, balão a 2 cm da cárdia, para evitar insuflá-lo em locais inadequados, como, por exemplo, no próprio esôfago, o que ocasionaria lesões ao paciente ou danos ao dispositivo. (Figura 2.2).
5. Posicionado o BIG, deve-se retirar o fio-guia metálico do interior do cateter acoplado ao balão. Conecte a seringa de 60 mL no cateter e inicie a injeção vagarosa de soro fisiológico e azul de metileno a 2% de concentração, que vão preencher o BIG (Figura 2.3).

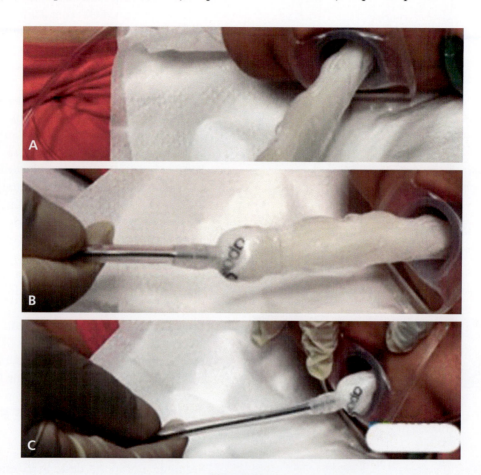

Figura 2.1

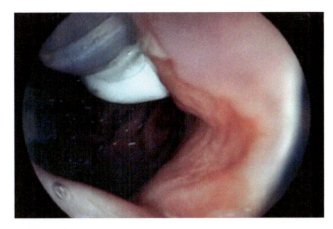

Figura 2.2

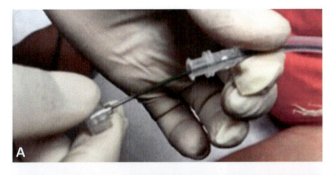

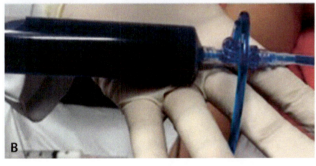

Figura 2.3

REMOÇÃO/RETIRADA/EXPLANTE DE BIG CONVENCIONAL[5-7]

(🎥 Veja Vídeo 2 Remoção/retirada/explante de BIG convencional, na Parte 2 deste Atlas).

A endoscopia é necessária para a remoção de todos os balões. O procedimento de explante segue a sequência inversa do implante.

1. Sedação ou anestesia geral (preferencialmente para exclusão via respiratória). Antes da punção do balão, é necessário que o médico endoscopista visualize o estômago. Se houver resíduos, a intubação é necessária ou o procedimento é suspenso, com novo preparo do paciente.
2. A técnica utiliza uma agulha retrátil para perfurar o BIG sob visualização direta. A punção do BIG pode ser feita por visualização direta frontal, que é mais recomendável, ou por retrovisão. Uma vez posicionado adequadamente, realiza-se a perfuração do BIG com agulha apropriada para a técnica, a qual deve ser introduzida alguns centímetros no dispositivo.
3. Posteriormente, deve-se recolher a agulha e iniciar a aspiração do líquido através do cateter que permanece dentro do balão. É recomendável o uso de aspiradores cirúrgicos potentes, com sucção efetiva e rápida, diminuindo o tempo do procedimento e, por consequência, seus riscos. O volume aspirado deve ser sempre controlado, não pela visualização do BIG deflacionando, mas pelo fluxo contínuo no cateter e tubo de aspiração (Figura 2.4).
4. O BIG deve estar totalmente vazio, ou seja, bem colabado, para então ser retirado. Após esvaziamento completo, capture o BIG com "pinça de corpo estranho" tipo raptor, na face contralateral à válvula (Figura 2.5). A retirada deve ser lenta e gradual, mantendo-se o BIG junto à ponta do endoscópio. Lubrificantes apropriados podem ser usados para facilitar a extração do dispositivo, bastando para isso besuntar o esôfago em toda a sua extensão, desde a TEG até o seu terço médio, com o próprio cateter de aspiração e desinflação do balão. Há duas maneiras comuns de promover a extração do BIG: (1) utilizando endoscópio de duplo canal, de modo que por um canal se insere uma pinça de corpo estranho (grasper ou raptor) que apreende o BIG, e no outro canal, uma alça de polipectomia, que apreenderá o BIG por cima da apreensão prévia da pinça de corpo estranho; ou (2) com uso de endoscópio de canal simples, método em que se passa pelo canal de

6. Uma vez que o BIG tenha sido preenchido com a quantidade adequada de solução salina (de acordo com a indicação de cada fabricante ou a critério do próprio médico, individualizando a indicação para cada paciente), a tubulação de enchimento deve ser retirada junto com o endoscópio.[5] Para desconectar o BIG, basta tracioná-lo pelo cateter de enchimento contra a cárdia, provocando a liberação na câmara gástrica. É recomendável pressão negativa no cateter durante essa manobra para melhor vedação da válvula interna do BIG.
7. Um reexame (*second look*) imediato é realizado para examinar possíveis traumas e garantir que não haja vazamento do BIG.

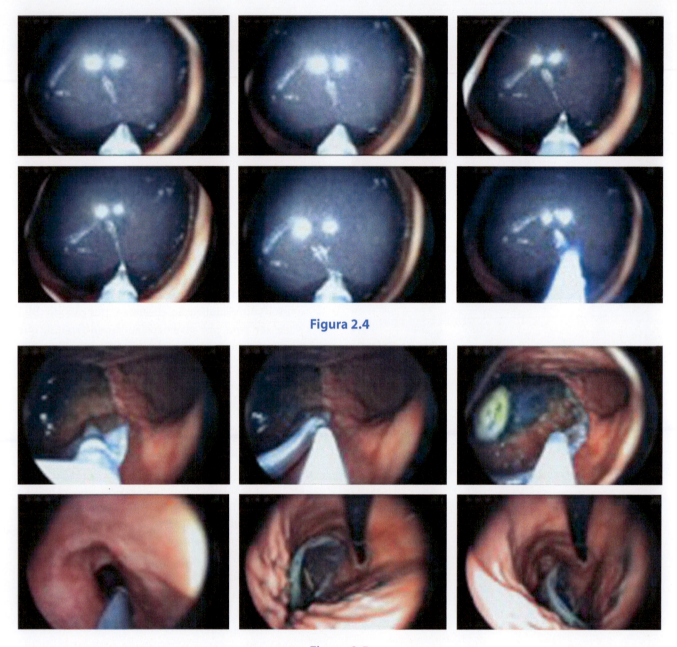

Figura 2.4

Figura 2.5

trabalho apenas uma pinça de corpo estranho tipo raptor, que tracionará o BIG para fora (Figura 2.6). Na região cervical, durante a retirada, é necessário realizar hiperextensão do mento para diminuir resistência à passagem do BIG. Os autores recomendam para aqueles que se aventuram na retirada do BIG a obtenção de uma pinça de Maguil. Essa deve sempre estar por perto e à disposição para casos em que o balão impacta o cricofaríngeo, especialmente se o paciente não estiver intubado.[5]

5. Após a extração do BIG, deve-se realizar uma visualização endoscópica de todo o trato digestivo alto (duodeno, estômago, esôfago e orofaringe) para detectar possíveis lesões. Uma vez retirado o BIG, o paciente deve ficar em observação até sua completa recuperação.

Balão líquido ajustável[5-7]

No que tange ao balão líquido ajustável, o implante e o explante são diferentes das técnicas indicadas para os balões convencionais. O "balão de 1 ano" possui um rabicho com mais ou menos 10 cm de extensão, siliconado, que em seu interior possui um outro cateter, esse elástico, que é por onde se realiza o enchimento e o esvaziamento do balão (ajustes).

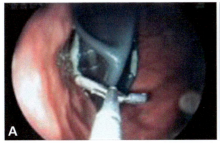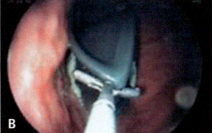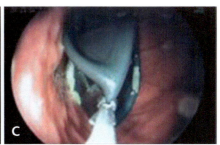

Figura 2.6

IMPLANTE/COLOCAÇÃO DE BIG LÍQUIDOS AJUSTÁVEIS[5-7]

(🎥 Veja Vídeo 3 Implante/colocação de BIG líquidos ajustáveis, na Parte 2 deste Atlas).

1. O implante do BIG de 1 ano ajustável não se faz tal qual uma sonda orogástrica, como no caso do convencional. O kit de introdução do BIG é composto pelo próprio BIG, também por uma seringa de 60 mL, uma tampa de vedação do balão, um sistema de equipo apropriado para o enchimento do balão e uma camisinha de silicone (Figura 2.7). O balão é adaptado junto à ponta do endoscópio, e a camisinha de silicone recobre o conjunto, tornando-o um monobloco de introdução (Figura 2.7). É importante que se tenha um bocal com boa abertura para passagem desse conteúdo único. Uma vez acoplado na ponta do endoscópio, certifique-se de que ele está firmemente aderido ao aparelho de endoscopia (Figura 2.8).[8,9]

2. Na sequência, conecta-se a válvula de enchimento ao sistema de equipo especial, este já conectado a um soro com azul de metileno a 2% (Figura 2.9). Todo o conjunto é introduzido via endoscópio, sob visão frontal, até o antro gástrico (Figura 2.10). Uma vez no antro, faz-se a retrovisão para observar se todo o conjunto está na câmara gástrica. Isso é fácil ao se visualizar a válvula de enchimento (rabicho) já dentro do estômago (Figura 2.11).

3. Prossegue-se com o enchimento pela seringa de 60 mL do conteúdo salino e corado até o volume desejado pelo profissional e adequado ao paciente. Atingindo-se por volta de 500 mL de enchimento, o BIG se desprende do aparelho e é liberado. Nessa técnica há de se lembrar que até o enchimento do BIG em torno de 500 mL, o que leva cerca de 5 minutos, o aparelho permanece preso no balão, sem possibilidade de remoção da câmara gástrica. Isso agrega um risco, especialmente se o procedimento estiver sendo feito sem EOT – caso o paciente venha

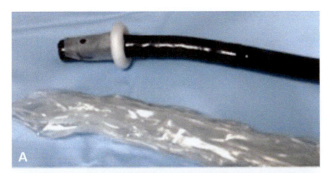
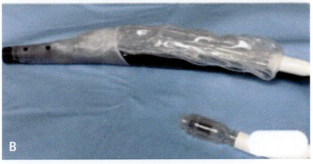

Figura 2.7

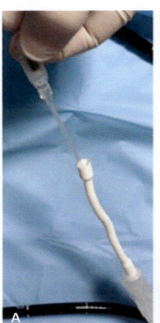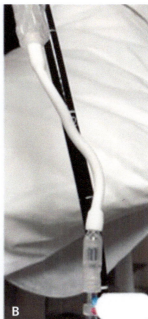

Figura 2.8

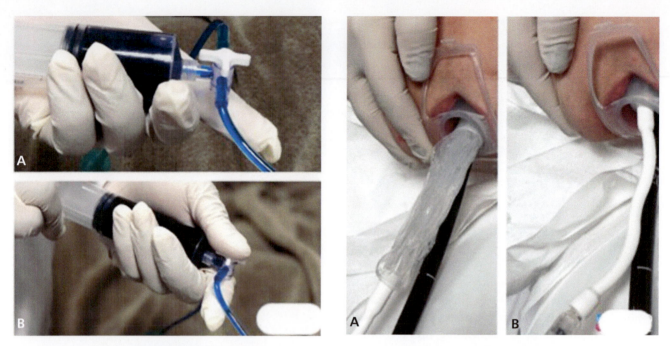

Figura 2.9

Figura 2.10

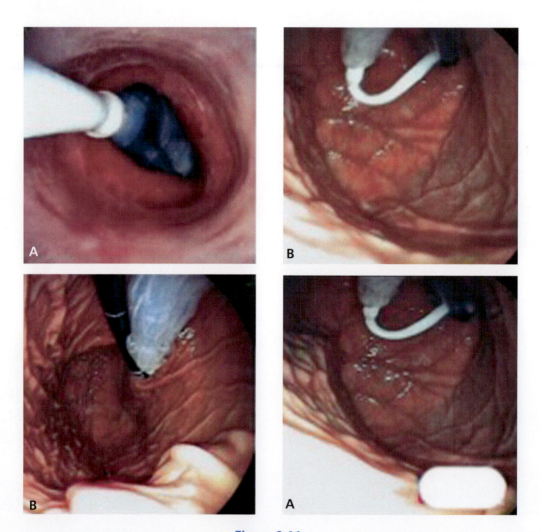

Figura 2.11

16 ATLAS: "Como Eu Faço" em Endoscopia Bariátrica

a ter uma depressão cardiorrespiratória nesse período, não será possível intubá-lo enquanto o aparelho não se desprender. Por isso, alguns médicos optam por realizar introdução com o auxílio de uma alça de polipectomia. Em vez de acoplá-lo ao aparelho, simplesmente se recobre o BIG com a camisinha, deixando apenas 1 cm da camisinha externa, sem recobrir o balão. É nesse local que se faz a pega com a alça. Esta fora introduzida pelo canal do aparelho e agora está com o BIG fixo. Todo o conjunto é introduzido como que a realização de uma endoscopia. Uma vez que o BIG esteja no estômago, a alça é aberta, o balão liberado e o aparelho de endoscopia está livre (Figura 2.12).

4. Já com o BIG preenchido e o aparelho fora do paciente, deve-se proceder à tração da válvula de enchimento, que é elástica e vem até a boca (Figura 2.13). Desconecta-se o equipo de enchimento, veda-se com a tampa fornecida para esse fim (Figura 2.14).[6] Com uma pinça de corpo estranho passada pelo canal do aparelho, captura-se o fio de nylon aderido à válvula e se introduz o rabicho para a câmara gástrica (Figura 2.15). Ao retirar o endoscópico do estômago, observe se a camisinha de silicone veio afixada na ponta do aparelho. Do contrário, é necessária nova intubação para resgatá-la. Alguns médicos optam por deixar essa válvula (rabicho) para cima, em direção ao fundo gástrico. Outros já

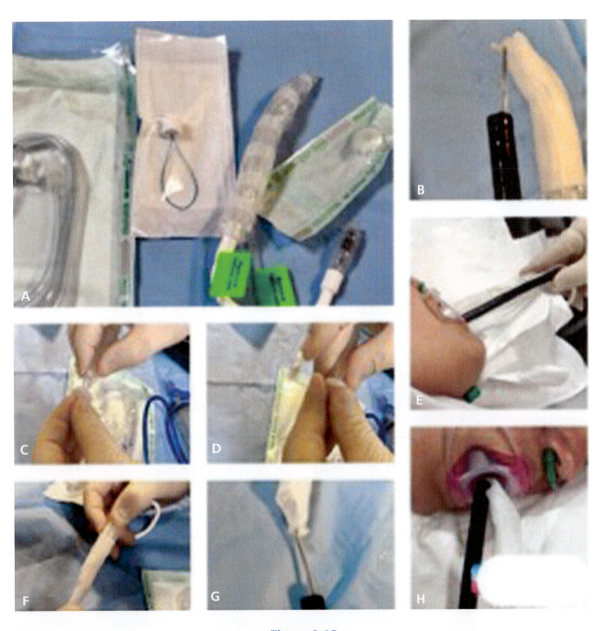

Figura 2.12

optam por deixá-la em direção ao antro, acreditando assim que a chance de essa válvula causar uma ulceração de contato seja menor.

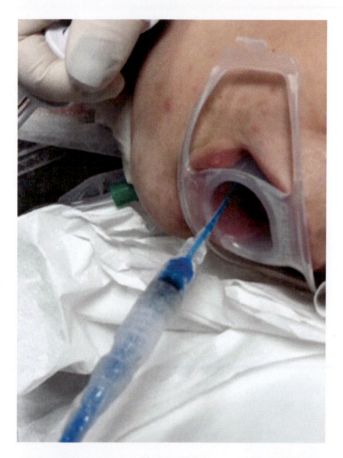

Figura 2.13

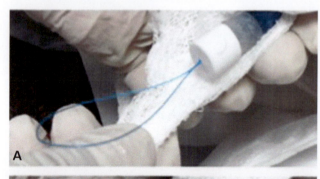

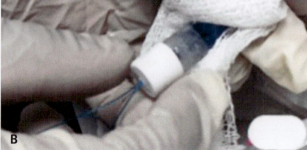

Figura 2.14

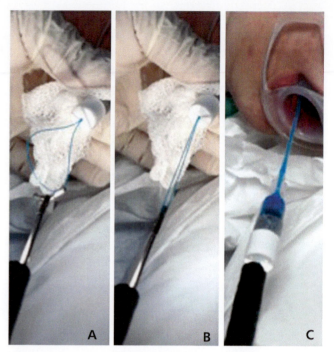

Figura 2.15

REMOÇÃO/RETIRADA/EXPLANTE DE BIG AJUSTÁVEIS[5-7]

(Veja Vídeo 4 Remoção/retirada/explante de BIG ajustável, na Parte 2 deste Atlas).

Para a extração desses BIG existem duas possibilidades: 1) proceder exatamente como se faz com o BIG convencional, com perfuração do dispositivo, aspiração do conteúdo e extração com pinça de corpo estranho, ou mesmo tracionando a válvula de enchimento pela boca, o que promove a extração da mesma forma e por vezes até mais facilmente; ou 2) esvaziá-lo pela própria válvula de enchimento e proceder à extração puxando essa válvula com uma alça de polipectomia, ou mesmo puxando a própria válvula externamente pela boca, ou mesmo usando a pinça de corpo estranho após tê-lo esvaziado (Figura 2.16).

Balões de ar

O BIG de ar também apresenta procedimentos de implante e explante diferentes daqueles indicados para os balões de líquido.

IMPLANTE/COLOCAÇÃO DE BIG DE AR[5,10]

(Veja Vídeo 5 Implante/colocação de BIG ar, na Parte 2 deste Atlas).

1. A introdução se faz similarmente àquela do balão convencional, como que uma sonda orogástrica. No

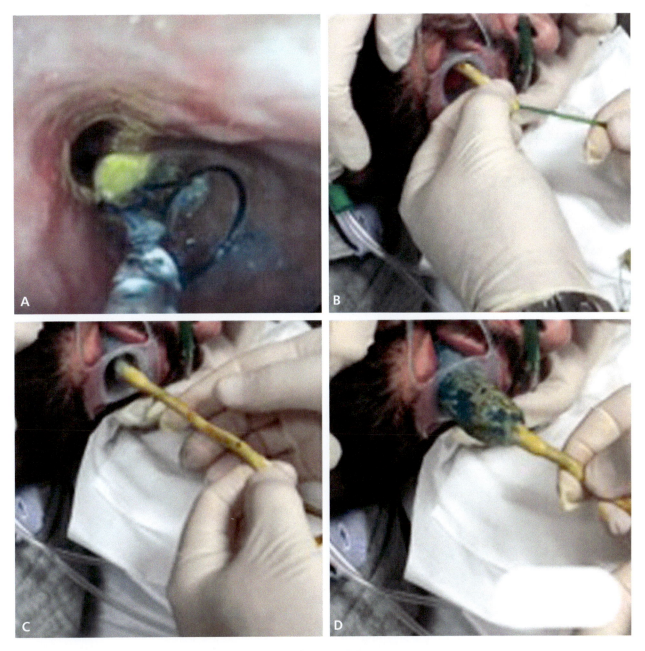

Figura 2.16

entanto, esse balão é mais duro e menos flexível se comparado ao balão líquido (Figura 2.17). Para sua introdução se faz necessário o apoio digital do dedo indicador no direcionamento do BIG para a orofaringe e o esôfago. Empurra-se o conjunto até o estômago. Realiza-se a endoscopia para locar o balão no corpo gástrico logo abaixo da cárdia.

2. Estando locado, procede-se à liberação do casulo que engloba o BIG. Para tanto é necessário tracionar um pequeno fio que vem fixado por um adesivo no guia de introdução. Ao tracioná-lo o casulo é desfeito e libera o BIG para enchimento (Figura 2.18). Não há de se remover nenhum fio-guia. Pelo próprio guia de introdução há um cateter interno, com lúmen, para conexão da seringa de 60 mL (esta também é parte do *kit* de introdução) e posterior insuflação com ar (Figura 2.19).

3. Diferentemente dos outros balões, esse BIG apresenta apenas duas possibilidades de volume: 600 ou 720 mL. Então é necessário observar o BIG escolhido para o paciente, se for o de 600 mL, devem-se injetar dez seringas de 60 mL de ar; se for o de 720 mL, injetam-se 12 seringas. A injeção deve ser feita de modo lento e vagaroso. O BIG ficará no corpo distal, mas irá subir assim que o paciente assumir a posição ortostática (Figura 2.20).

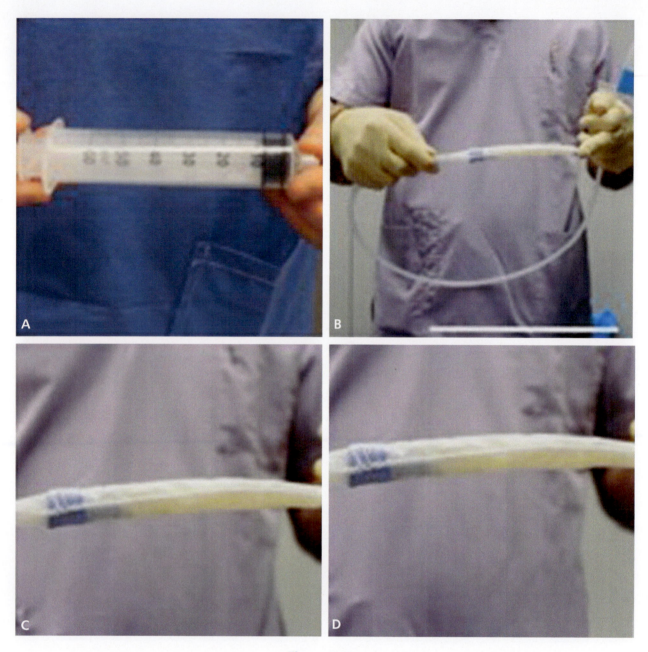

Figura 2.17

4. Após o preenchimento completo com o volume recomendado, deve-se tracionar o fio-guia metálico até sua marcação de cor negra. Isso significa que o cateter já liberou a válvula de enchimento e se desconectou dela. Nesse momento se procede à tração de todo o conjunto, que forçará a desconexão do balão ao nível da cárdia (Figura 2.21).

REMOÇÃO/RETIRADA/EXPLANTE DE BIG DE AR

(🎥 Veja Vídeo 6 Remoção/retirada/explante de BIG ar, na Parte 2 deste Atlas).

5. O procedimento de explante é similar ao do dispositivo de 6 meses líquido. Deve-se puncionar o BIG e aspirá-lo até o seu completo esvaziamento. A diferença é que a agulha para fazer isso não é a mesma, deve ser usada uma agulha especial fornecida pelo fabricante. É uma agulha bastante alongada e mais grossa que adentra o BIG. Não há remoção de fio-guia de penetração, e a aspiração deve ocorrer pelo próprio fio-guia. Apenas a agulha penetra o BIG, diferentemente do que ocorre no caso do dispositivo de 6 meses líquido, em que todo o cateter se projeta para dentro do BIG.

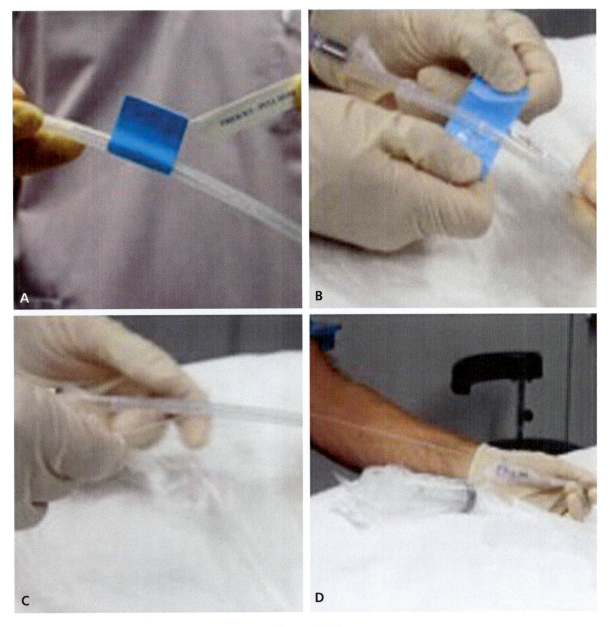

Figura 2.18

6. Após o esvaziamento completo, o procedimento é o mesmo: com a pinça de corpo estranho mista (jacaré + dente de rato) se apreende o BIG, que então é tracionado pelo esôfago até sua exteriorização completa. Devido ao polímero, o BIG é mais rígido e grosso que aqueles de silicone, mas, após a lubrificação adequada do esôfago, não oferece muita resistência para sua extração (Figura 2.22).
7. Pós-procedimento para qualquer tipo de balão gástrico (Tabela 2.5).
8. **Dieta pós-explante:** Dieta leve, evitando refeições copiosas e com muita fibra.
9. **Prescrição pós-implante:** IBP de última geração durante todo o tratamento ou permanência do BIG.

Sintomáticos tais como procinéticos, antiespasmódicos, antieméticos potentes, analgésicos e sucralfato, esses nos primeiros cinco dias ou a critério clínico e melhora dos sintomas iniciais.

10. **Prescrição pós-explante:** Manter IBP por pelo menos 15 dias. Sintomáticos se necessário. Evitar uso de álcool e anti-inflamatórios.

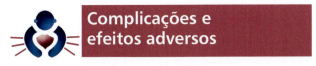

Complicações e efeitos adversos

O balão intragástrico é uma técnica endoscópica amplamente utilizada no tratamento primário da obe-

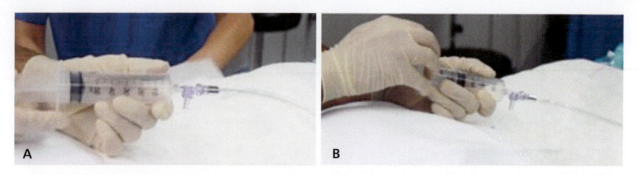

Figura 2.19

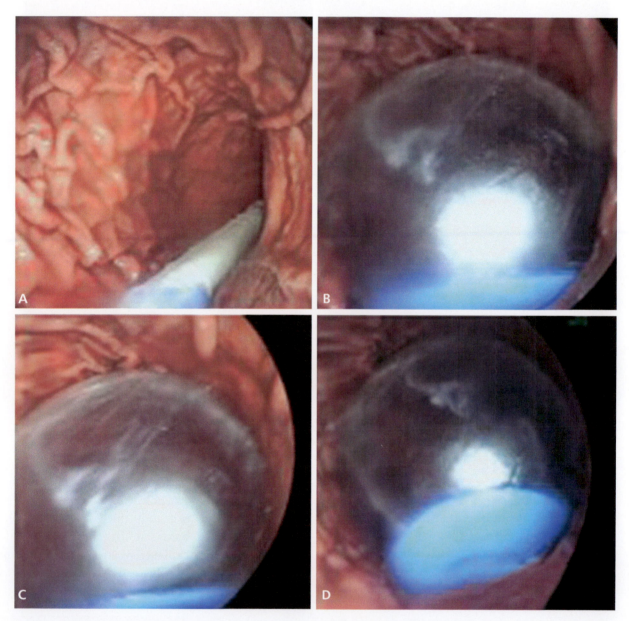

Figura 2.20

22 ATLAS: "Como Eu Faço" em Endoscopia Bariátrica

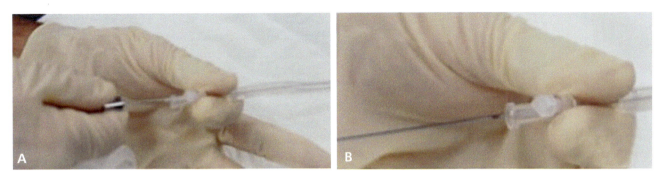

Figura 2.21

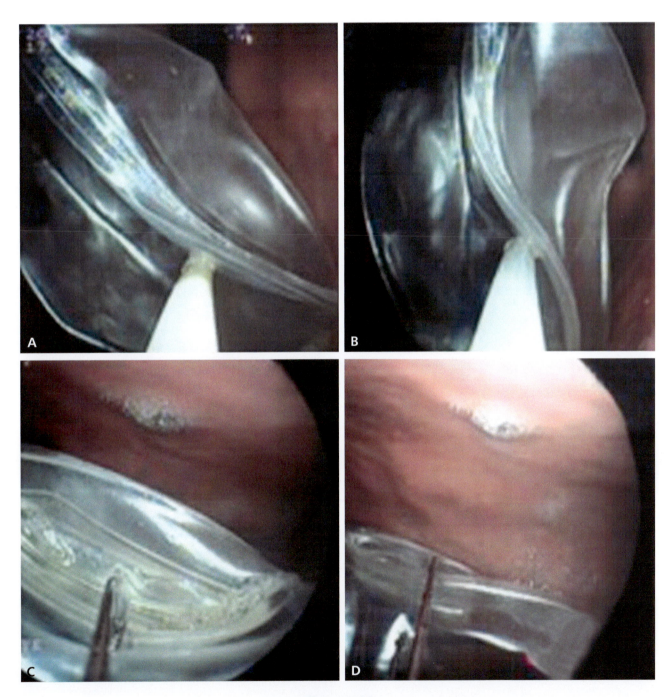

Figura 2.22

CAPÍTULO 2   Balões Intragástricos Técnicas Endoscópicas **23**

sidade, sendo considerado um dispositivo com baixo risco de eventos adversos severos.[11-13] Embora a maioria dos pacientes tolere o tempo de permanência do BIG sem intercorrências, alguns apresentam sintomas adaptativos intensos ou complicações que requerem a remoção precoce do balão. Entre os sintomas adaptativos destacam-se náusea persistente, vômito, dor ou desconforto abdominal e refluxo. Tais sintomas são comuns, porém tendem a ser autolimitados. Os eventos adversos ocorrem raramente, e entre eles são citados obstrução gastrointestinal, crescimento bacteriano ou fúngico no líquido com o qual o BIG foi preenchido, lacerações, sangramentos ou ulcerações esofágicas ou gástricas e até mesmo perfuração.[13,14]

A Tabela 2.6 descreve as possíveis complicações relacionadas ao balão intragástrico.[11,12]

Recente revisão sistemática avaliou 26 estudos, incluindo 6.101 pacientes submetidos ao tratamento com BIG de líquido ou ar, e demonstrou as taxas de efeitos adversos relacionados ao uso do dispositivo, sobressaindo-se náusea e vômito (23,9%), dor abdominal (19,9%), DRGE (14,3%), diarreia ou constipação (10,4%), entre outros (44%). A taxa de remoção precoce foi de 3,5%. Entre as principais causas de remoção precoce encontram-se dor abdominal (17,3%) e náusea e vômito (18,3%).[15]

A mesma revisão sistemática citada demonstrou taxas de deflação com migração do balão de 1,9%, de-flação sem migração de 0,7%, obstrução de 0,8% e mortalidade de apenas 0,05%, evidenciando que realmente se trata de um método seguro, principalmente quando conduzido de acordo com as orientações discutidas neste capítulo.[15]

Em relação a dados nacionais, no Consenso Brasileiro de BIG (2019), onde foram avaliados 41.866 pacientes submetidos a tratamento com BIG, incluindo BIG líquido, BIG ajustável e de ar, o balão ajustável apresentou maior percentual de efeitos adversos, com taxa de 8,2%, sendo a maioria úlceras (5,1%).[6]

TAKE HOME MESSAGE (KEY POINTS)

- O BIG associado a dieta é um método efetivo no tratamento do sobrepeso e da obesidade (evidência 1A).
- No Brasil, três tipos de balão estão disponíveis: líquido, líquido ajustável e de ar.
- Cada tipo de balão tem suas peculiaridades no que tange a implantação e remoção do dispositivo. O médico deve compreender cada uma delas antes de realizar o procedimento. Recomendamos assistir aos vídeos com escaneamento do Barcode para melhor entendimento.
- O BIG é associado a baixas taxas de efeitos adversos severos.

Tabela 2.5 Orientações dietéticas durante e após a colocação do balão intragástrico.[3,4]

1. Dieta pós-implante:	
Dias 1 e 2	Apenas líquidos claros
Dias 3 a 14	Dieta líquida completa, limitada a 800 kcal/dia
	As primeiras duas semanas são um período de rápida perda de peso
Dias 15 a 21	Alimentos cremosos e pastosos
	1.000-1.200 kcal/dia, com 60-80 g de proteína por dia
Do 22º dia até o final do 4º mês	Alimentos com textura normal
5º e 6º meses	A perda de peso geralmente estabilizou
	Observar e registrar a ingestão de alimentos, para saber de quanta comida o paciente precisa para manter a perda de peso
Após a remoção do balão	Continuar acompanhamento mensal da dieta para garantir a manutenção de perda de peso

Tabela 2.6 Complicações relacionadas ao balão intragástrico.

Complicações relacionadas ao balão intragástrico	
Reação adversa à anestesia ou sedação profunda	Traumas ou irritação na faringe
Lacerações da mucosa esofágica	Hemorragias digestivas
Perfuração do trato digestivo alto	Broncoaspiração do conteúdo gástrico
Cólicas abdominais	Alergia aos componentes do balão ou ao azul de metileno
Deflação espontânea do balão e migração para porções distais	Impactação antral do balão – isso ocorre especialmente com volumes inferiores a 600 mL no balão
Hiperinflação espontânea do balão	Pancreatite aguda por contato do balão com o pâncreas
Doença do refluxo com suas consequências	Úlceras gástricas de contato ou isquêmicas
Síndrome de Wernick	Isquemia ou necrose difusa da parede gástrica

REFERÊNCIAS

1. Kotzampassi K, Shrewsbury AD. Intragastric balloon: ethics, medical need and cosmetics. Dig Dis. 2008;26(1):45-8.
2. Kim SH, Chun HJ, Choi HS, Kim ES, Keum B, Jeen YT. Current status of intragastric balloon for obesity treatment. World J Gastroenterol. 2016;22(24):5495-504.
3. Sullivan S, Kumar N, Edmundowicz SA, Abu Dayyeh BK, Jonnalagadda SS, Larsen M, et al. ASGE position statement on endoscopic bariatric therapies in clinical practice. Gastrointest Endosc. 2015;82(5):767-72.
4. Averbach M, Ferrari Junior AP, Segall F, Eijima FF, Paulo GA, Fang FL, et al. Tratado Ilustrado de Endoscopia Digestiva. 1ª ed. Rio de Janeiro; 2018.
5. Scarparo J, Madruga Neto AC, Moura, DTH. Endoscopia Bariátrica Baseada em Evidências. Cap. 3.2, Balões gástricos. São Paulo: Edit. Dos Editores; 2019.
6. Galvão Neto M, Silva LB, Grecco E, Quadros LG, Scarparo J, Souza T, et al. Brazilian Intragastric Balloon Consensus Statement (BIBC): practical guidelines based on experience of over 40,000 cases. Surg Obes Relat Dis. 2018;14(2):151-9.
7. Brooks J, Srivastava ED, Mathus-Vliegen EM. One-year adjustable intragastric balloons: results in 73 consecutive patients in the U.K. Obes Surg. 2014;24(5):813-9.
8. Machytka E, Klvana P, Kornbluth A, Peikin S, Mathus-Vliegen LE, Gostout C, et al. Adjustable intragastric balloons: a 12-month pilot trial in endoscopic weight loss management. Obes Surg. 2011;21(10):1499-507.
9. Usuy E, Brooks J. Response Rates with the Spatz3 Adjustable Balloon. Obes Surg. 2018;28(5):1271-6.
10. Bazerbachi F, Haffar S, Sawas T, Vargas EJ, Kaur RJ, Wang Z, et al. Fluid-Filled Versus Gas-Filled Intragastric Balloons as Obesity Interventions: a Network Meta-analysis of Randomized Trials. Obes Surg. 2018;28(9):2617-25.
11. Mathus-Vliegen EM, Tytgat GN. Intragastric balloon for treatment-resistant obesity: safety, tolerance, and efficacy of 1-year balloon treatment followed by a 1-year balloon-free follow-up. Gastrointest Endosc. 2005;61(1):19-27.
12. Alsabah S, Al Haddad E, Ekrouf S, Almulla A, Al-Subaie S, Al Kendari M. The safety and efficacy of the procedureless intragastric balloon. Surg Obes Relat Dis. 2018;14(3):311-7.
13. Vyas D, Deshpande K, Pandya Y. Advances in endoscopic balloon therapy for weight loss and its limitations. World J Gastroenterol. 2017;23(44):7813-7.
14. Trang J, Lee SS, Miller A, Cruz Pico CX, Postoev A, Ibikunle I, et al. Incidence of nausea and vomiting after intragastric balloon placement in bariatric patients - A systematic review and meta-analysis. Int J Surg. 2018;57:22-9.
15. Madruga Neto AC, Bernardo WM, Moura DTH, Brunaldi VO, Martins RK, Josino IR, et al. The Effectiveness of Endoscopic Gastroplasty for Obesity Treatment According to FDA Thresholds: Systematic Review and Meta-Analysis Based on Randomized Controlled Trials. Obes Surg. 2018.
16. Moura D, Oliveira J, Moura EG, Bernardo W, Galvão Neto M, Campos J, et al. Effectiveness of intragastric balloon for obesity: A systematic review and meta-analysis based on randomized control trials. Surg Obes Relat Dis. 2016;12(2):420-9.

3

- Diogo Turiani Hourneaux de Moura
- Jimi Izaques Bifi Scarparo
- Thiago Ferreira de Souza
- Eduardo Guimarães Hourneaux de Moura

Gastroplastia Endoscópica Vertical ou Endosutura Gástrica

INTRODUÇÃO

A Gastroplastia Endoscópica Vertical ou Endosutura Gástrica (EG) é uma técnica utilizada para o tratamento primário da obesidade. O procedimento tem como objetivo reduzir a capacidade do estômago através da realização de suturas de espessura total com um dispositivo conectado ao aparelho de endoscopia (Figuras 3.1 e 3.2). A EG não tem efeito sobre a absorção ou disabsorção de alimentos e nutrientes. A perda média de peso total em 12 meses é de cerca de 20% nos principais estudos, e a taxa de complicações, de 1% a 2% (🎥 Veja Vídeo 1: Sistema de sutura endoscópica, na Parte II deste Atlas).

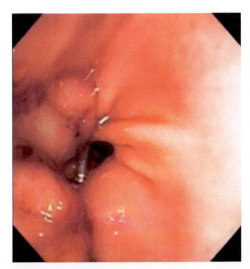

Figura 3.1 Aspecto endoscópico – tubulização gástrica distal.

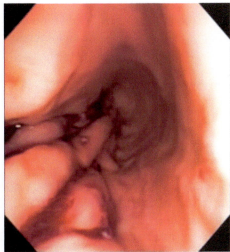

Figura 3.2 Aspecto endoscópico – tubulização gástrica proximal.

INDICAÇÕES

- Pacientes obesos (graus I e II);
- Pacientes com sobrepeso e que não responderam a outras formas de tratamento multidisciplinar;
- Pacientes com obesidade grau III e que não desejam realizar procedimento cirúrgico laparoscópico;
- Pacientes com obesidade grau III e alto risco para procedimento cirúrgico;
- Pacientes com múltiplas cirurgias abdominais ou com dificuldade técnica – *situs inversus*.

CONTRAINDICAÇÕES

Absolutas

- Doença inflamatória intestinal e hepatopatias com hipertensão portal;
- Tumores malignos em tratamento paliativo;
- Gestação ou planejamento de engravidar nos próximos 12 meses;
- Dependência não tratada de álcool ou drogas;
- Pacientes com instabilidade emocional ou com características psicológicas que possam afetar a compreensão do tratamento;
- Crianças e período pré-puberdade.

Relativas

- Pacientes com coagulopatia ou que necessitam de terapia anticoagulante;
- Cirurgia gastrointestinal prévia com alteração anatômica do estômago;
- Uso contínuo de anti-inflamatórios não hormonais;
- Pacientes com história familiar de câncer gástrico ou síndromes que possa incluir essa doença;
- Idade inferior a 18 anos.

AVALIAÇÃO PRÉ-PROCEDIMENTO

- Exames laboratoriais: hemograma completo, bilirrubina total, bilirrubina direta, bilirrubina indireta, gama glutamil transpeptidase (GGT), fosfatase alcalina, aspartato aminotransferase (AST), alanina aminotransferase (ALT), amilase, ureia, creatinina, proteína total, albumina, colesterol total e frações, triglicérides, glicose, hemoglobina glicada, insulina, peptídeo-C, sorologias para hepatite B e C, beta HCG (em mulheres);
- Exames radiológicos: raio-X simples de tórax anteroposterior e perfil, ultrassonografia abdominal;
- Endoscopia digestiva alta com biópsia para pesquisa de *Helicobacter pylori*;
- Eletrocardiograma e ecocardiograma transtorácico;
- Outras avaliações e protocolos estabelecidos no Brasil para a faixa etária do paciente.

EQUIPE MULTIDISCIPLINAR

A equipe multidisciplinar deve ser composta por: médico endoscopista, endocrinologista, cirurgião e anestesista, nutricionista e psicólogo. Outros profissionais como psiquiatra, pediatra, nutrólogo e educador físico podem ser necessários.

LOCAL DO PROCEDIMENTO

O procedimento deve ser realizado em ambiente hospitalar com retaguarda cirúrgica e unidade de emergência/urgência.

ANESTESIA

A anestesia geral é a utilizada para o procedimento com intubação orotraqueal (Figura 3.3). O tempo médio do procedimento é de 90 minutos, e o paciente deve permanecer em observação por 6 a 8 horas.

PROFILAXIA INFECCIOSA

Está indicado o uso de antibiótico profilático, que deve ser administrado no período pré-operatório. A dose administrada deve considerar o peso do paciente no dia do procedimento. Alguns estudos recomendam a continuidade do antibiótico por três dias.

PROFILAXIA ANTICOAGULANTE E ORIENTAÇÕES PRÉ E PÓS-PROCEDIMENTO

A profilaxia anticoagulante está indicada para pacientes com obesidade grau III ou em qualquer situação

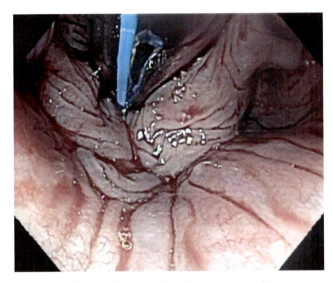

Figura 3.3 Intubação orotraqueal.

clínica preexistente que demande esse procedimento. A profilaxia segue as orientações médicas da equipe clínica ou cirúrgica e/ou do hematologista. Deve ser feita com medicações específicas, associadas ao uso de meias de compressão intermitente durante o procedimento, meia elástica após o procedimento, deambulação precoce e controle da hidratação.

A suspensão de medicações antiagregantes e anticoagulantes deve seguir o protocolo internacional sugerido pela ASGE e considerar a opinião e conduta do médico responsável pela doença ou profilaxia estabelecida para o paciente.

A reintrodução ou continuidade das medicações devem seguir as orientações do especialista.

MATERIAIS E EQUIPAMENTOS NECESSÁRIOS

- Sistema de sutura da empresa Apollo Endosurgery® – inclui os seguintes itens: *overtube* (opcional), máquina de sutura e porta-agulha, *helix*, fio de prolene e *cinth* (Figuras 3.4 a 3.9);
- Materiais básicos de endoscopia digestiva e itens de urgência/emergência;
- Processadora e fonte de luz para endoscopia da marca Olympus 140 ou superior;
- Endoscópio Olympus terapêutico (duplo canal) 160 ou superior, compatível com a processadora disponível;
- Dois monitores conectados;
- Bomba de CO_2;
- Bomba de água (Veja Vídeo 2: Lavagem gástrica - bomba de água, na Parte II deste Atlas);
- Bisturi elétrico com argônio (nos casos em que utilizar a técnica de marcação com argônio ou de tratamento associado para estimular fibrose).

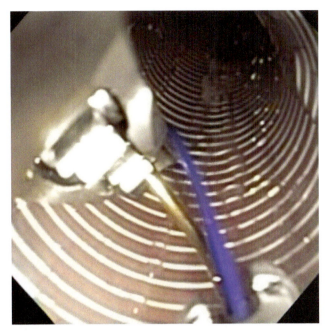

Figura 3.4 Overtube.

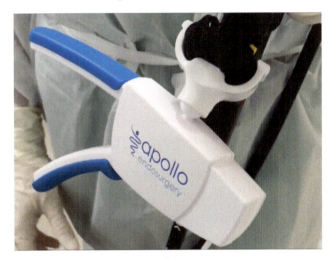

Figura 3.5 Máquina de sutura.

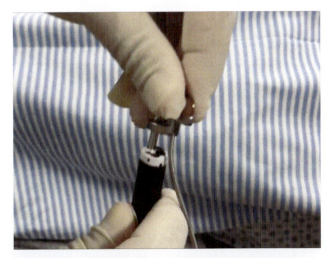

Figura 3.6 Acoplamento no aparelho de duplo canal.

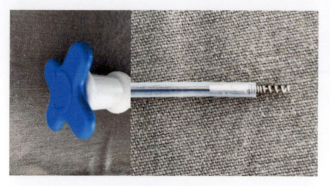

Figura 3.7 Helix.

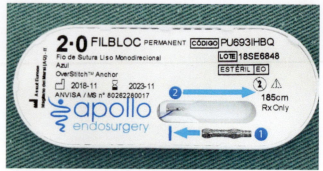

Figura 3.8 Fio de sutura.

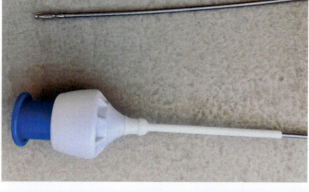

Figura 3.9 Porta agulha - botão azul.

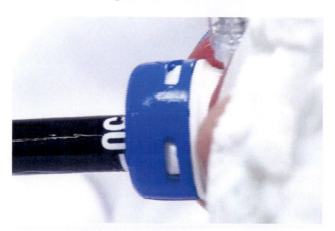

Figura 3.10 Overtube - bucal acoplado.

CURVA DE APRENDIZADO

A curva de aprendizado, segundo alguns estudos, deve estar entre 15 e 35 casos. A maior parte dos estudos randomizados considerados para a realização de metanálise toma como critério de inclusão o número mínimo de 15 pacientes. Publicações recentes ressaltam que o tempo de procedimento endoscópico após 35 casos reduz para quase 50%, e a evolução dos pacientes é melhor quando realizado por médicos com mais de 35 casos.

DESCRIÇÃO DOS PASSOS TÉCNICOS DO PROCEDIMENTO DE EG

1. Paciente sob anestesia geral com intubação orotraqueal.
2. Posicionamento do paciente em decúbito lateral esquerdo.
3. Posicionamento dos equipamentos: o carrinho de endoscopia fica à esquerda do paciente, na posição habitual para a realização da endoscopia digestiva; o segundo monitor fica à direita e em paralelo com o dorso do paciente.
4. Introdução do aparelho de duplo canal conectado a bomba de CO_2. O fluxo de CO_2 deve estar entre 1 e 2 litros. Os aparelhos de duplo canal também permitem a conexão direta da bomba de água. O endoscópio é progredido até o antro. O *overtube* é deslizado sobre o aparelho e introduzido com cuidado após lubrificação. O próprio *overtube* servirá como bocal (Figura 3.10). Há grupos de médicos que não utilizam o *overtube* e realizam o procedimento sem dificuldades (Figuras 3.11A e B), e nesses casos deve ser utilizado bocal (Veja Vídeo 3: Gastroplastia sem overtube, na Parte II deste Atlas).
5. Realização de endoscopia digestiva alta completa e identificação da anatomia e do local de início da sutura (Veja Vídeo 4: Sutura endoscópica na Parte II, deste Atlas). Lavagem do estômago com soro fisiológico e simeticona, aspirando todo o conteúdo (Figura 3.11C e (Veja Vídeo 5: ESG – endoscopia, na Parte II deste Atlas). A técnica mais frequentemente empregada inicia a sutura na parede anterior de corpo gástrico distal, logo acima da incisura angularis. Pode ser realizada a marcação com argônio, sendo uma próxima à junção da parede anterior com a grande curvatura (Figura 3.11D) e a outra, entre a grande curvatura e a parede posterior do corpo distal. Podem ser marcas isoladas ou linhas, em direção a corpo proximal. Outras técnicas de

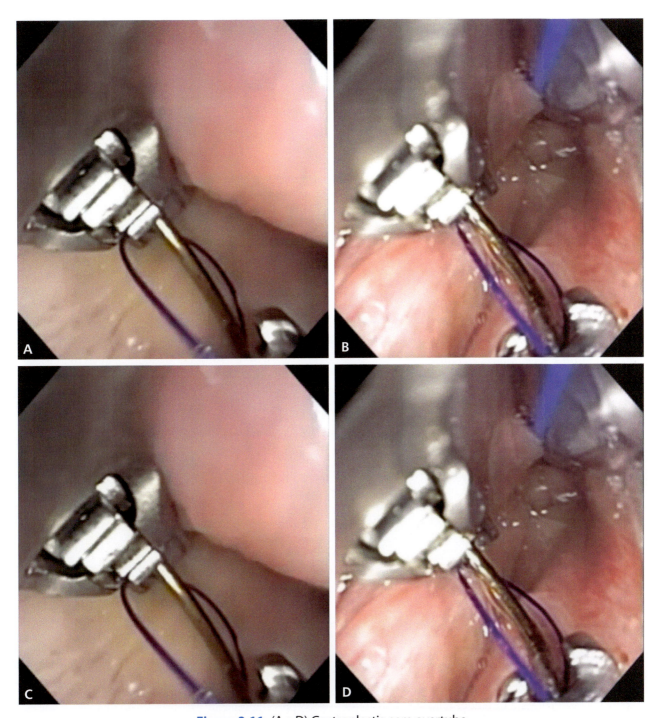

Figura 3.11 (A a D) Gastroplastia sem overtube.

marcação do início da sutura incluem a colocação de um clipe (Figuras 3.12 e 3.13) ou realização de um "aspiroma" (Figura 3.14 e 🎥 Veja Vídeo 6: Marcação com clip, na Parte II, deste Atlas). Retira-se o aparelho para montagem do sistema.

6. Montagem do sistema de sutura, com fixação da manopla da máquina de sutura logo abaixo do canal de biópsia. Para acoplar a máquina de sutura, o movimento deve ser de cima para baixo. A parte distal do sistema deverá ser encaixada na parte distal do canal de maior diâmetro do aparelho. Recomenda-se testar se o sistema está funcionando adequadamente com a introdução do porta-agulha e fio acoplados (🎥 Veja Vídeo 7: Acoplamento da máquina, na Parte II deste Atlas).

7. Introdução do sistema montado ao aparelho de duplo canal no paciente. Deve-se lubrificar o aparelho de forma convencional. Se estiver usando o *overtube*, ao chegar na parte distal dele, que é transparente, insufle o *cuff* com 7 mL de ar (Figuras 3.15

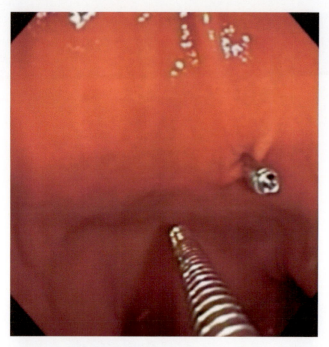

Figura 3.12 Marcação com clipe.

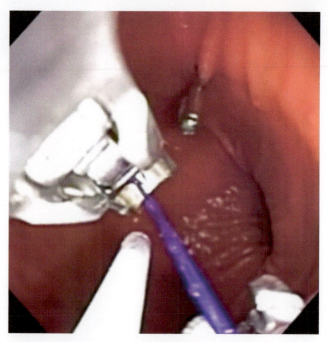

Figura 3.13 Sutura endoscópica após marcação.

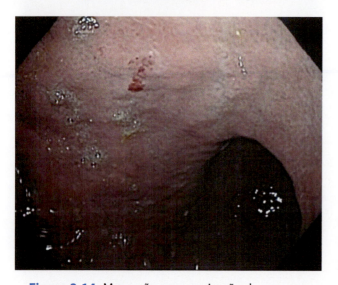

Figura 3.14 Marcação com aspiração da mucosa.

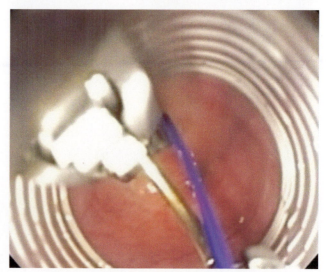

Figura 3.15 Segmento distal do overtube.

a 3.17) e mantenha a válvula de insuflação do aparelho pressionada até distender a luz do esôfago. O *overtube* funciona como um sistema de vedação que dificulta o escape de ar. Se o *overtube* não estiver sendo utilizado, mantenha a válvula pressionada até a insuflação do esôfago e estômago (Veja Vídeo 8: Introdução do sistema, na Parte II deste Atlas).

8. A sutura tem início na parede anterior junto à *incisura angularis*, na área previamente marcada. O sistema testado agora deve ser preparado (Figuras 3.18 e 3.19).
9. O primeiro estágio é abrir a máquina de sutura e expor o fio. Para a exposição do fio você deve introduzir o porta-agulha cerca de 1 cm. Retraia o porta-agulha até escondê-lo, ou seja, não pode estar visível no monitor de endoscopia. Feche a máquina de sutura e empurre o porta-agulha até sentir um clique. Não force o porta-agulha, os movimentos devem ser precisos e lentos. Depois de sentir o clique, aperte o botão azul e puxe 1 cm o porta-agulha. Abra a máquina de sutura, e poderá verificar que a agulha passou do porta-agulha para a máquina de sutura. Em caso de dúvida se encaixou anteriormente a agulha ou não, não aperte o botão azul e repita a manobra desde o início (Veja Vídeo 9: Como manusear o sistema e Vídeo 10 Primeira linha de sutura, na Parte II deste Atlas).

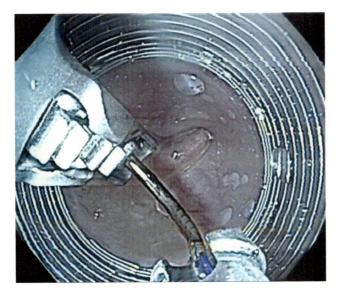

Figura 3.16 Overtube e esôfago.

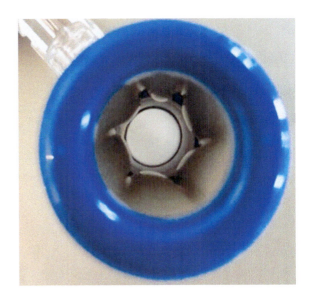

Figura 3.17 Overtube com cuff insulflado.

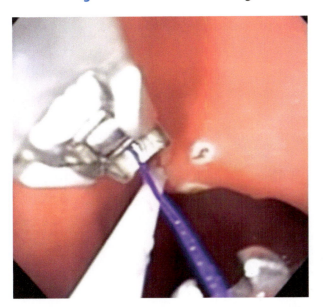

Figura 3.18 Incisura angularis e parede anterior.

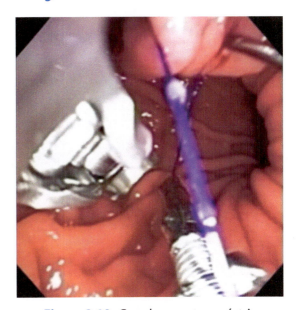

Figura 3.19 Grande curvatura gástrica.

10. Agora com a máquina de sutura preparada e aberta, poderá iniciar o procedimento. Exponha o *helix* e o pressione cuidadosamente na parede gástrica, no exato local onde deseja iniciar a tubulização (Veja Vídeo 11: Helix - como utilizar, na Parte II deste Atlas).

11. O *helix* deve sofrer rotação de 360º por três vezes para apreender a parede gástrica. Tracione o *helix* e traga o tecido paralelamente às torres maior e menor. A torre maior tem 1,2 cm de comprimento e a menor, 0,8 cm (Figura 3.20). Com o tecido entre as duas torres, ocluindo a visão do endoscopista, a máquina de sutura deve ser fechada (Figuras 3.21 a 3.24). É possível, em algumas situações, perceber que o *helix* transfixou a parede gástrica, pois a tração fica "pesada". Nesses casos, mantenha a tração e rode no sentido anti-horário 180º. Na maior parte dos casos essa manobra libera o que foi apreendido na cavidade abdominal ou a parede abdominal.

12. Intr oduza o porta-agulha até sentir um clique e puxe lentamente, apoiando o dedo indicador no canal de trabalho do aparelho para evitar movimentos bruscos e rompimento ou desconexão da agulha.

13. Depois de recuperar a agulha e antes de abrir a máquina de sutura, libere o *helix* com movimentos anti-horários rápidos. Uma vez liberado o tecido, abra a máquina de sutura.

14. Esses movimentos do item 8 ao 13 serão repetidos a cada ponto que irá realizar.

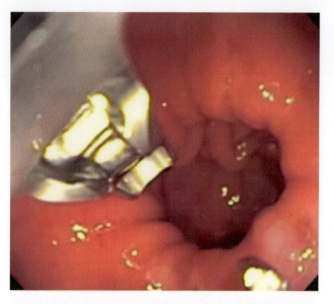

Figura 3.20 Visão endoscópica e progressão da sutura.

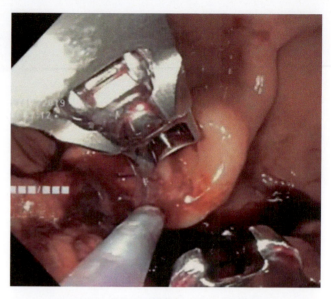

Figura 3.21 Formação da prega gástrica.

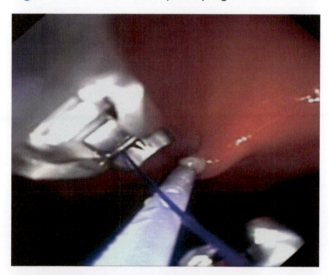

Figura 3.22 Apreensão com o helix.

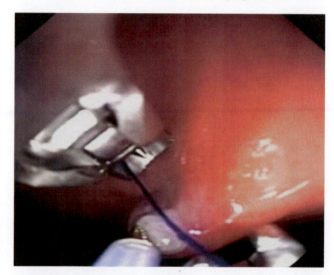

Figura 3.23 Prega gástrica paralela as torres.

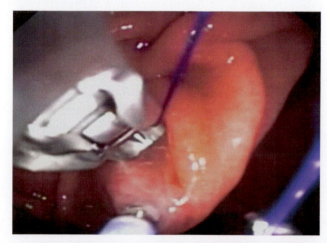

Figura 3.24 Prega gástrica paralela aos fios.

15. Há diversos padrões de sutura e cada um apresenta vantagens e desvantagens. Não existe um consenso sobre qual seria o melhor padrão de sutura, mas entende-se que em cada linha de sutura deve haver vários pontos, e estes não devem ter um espaço superior a 2 cm entre si (Figura 3.25).

16. A progressão da sutura deve ser da parede anterior em direção à posterior, passando pela grande curvatura, sendo que em média são feitos de sete a oito pontos nesse caminho. Nessa fase da sutura, em geral, você deve decidir qual padrão irá utilizar (Veja Vídeo 12: Padrão de sutura em U e Vídeo 13: Aspecto final da primeira linha, na Parte II deste Atlas). Há a possibilidade de interromper a sutura e fazer o chamado *cinth* (padrão de linhas interrompidas). A maior parte dos médicos utiliza o padrão de sutura em U ou quadrado.

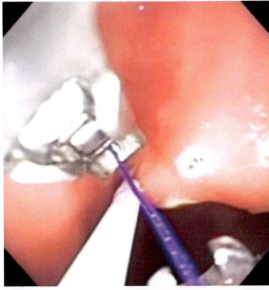
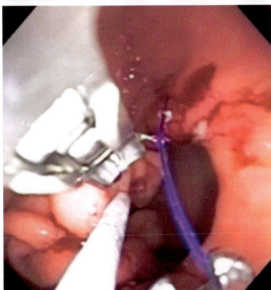
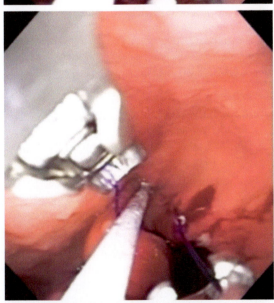

Figura 3.25 Padrão de sutura em U.

a) **Padrão em U:** Início da sutura na parede anterior em direção à grande curvatura e à parede posterior. A volta deve ser feita pela parede posterior, grande curvatura, terminando na parede anterior (Veja Vídeo 14: Marcação com argônio e sutura, na Parte II deste Atlas).

b) **Padrão em quadrado:** Semelhante ao padrão em U, a diferença está na presença de um ou dois pontos entre o primeiro e o último. Em algumas situações, esse ponto pode ser passado no início da linha de sutura, ou seja, na parede anterior 1-2 cm acima da incisura e na parede anterior junto à incisura, seguindo depois para a grande curvatura, por exemplo.

c) **Padrão em X:–** Inicia na parede anterior, grande curvatura e posterior. A segunda linha da mesma sutura tem início na parede anterior, grande curvatura e posterior (Veja Vídeo 15: Padrão de sutura em X, na Parte II deste Atlas).

d) **Compressão da grande curvatura:** Nesse padrão de sutura é realizado um zigue-zague na grande curvatura, com uma ou duas linhas paralelas, do corpo distal em direção ao corpo proximal. Sobre essas linhas é feita a tubulização com um dos padrões anteriormente descritos.

17. Uma vez feita a linha de sutura e, nessa linha, vários pontos, é o momento do *cinth*. Essa é a fase mais crítica, pois, caso haja algum erro, pode comprometer ou até perder a sutura realizada. O primeiro estágio é liberar a agulha do porta-agulha. Para liberar a agulha o porta-agulha deve estar fora do canal de trabalho do aparelho. Pressione o botão azul e, com movimentos curtos de 0,5 a 1 cm, irá visualizar que a agulha foi liberada (Figura 3.26). Retire o porta-agulha.

18. O fio de prolene está livre próximo ao canal de trabalho. O auxiliar deve pegar o fio e passar por dentro do passador de fio do acessório chamado *cinth*. Recupere o fio e introduza o *cinth* pelo canal do aparelho mantendo uma leve tração (Figura 3.27).

19. O *cinth* é composto de duas partes: uma espécie de *plug* e, na parte interna, uma lâmina. Não exerça tração excessiva no fio para evitar que seja cortado pela lâmina. Ele possui um metal espiralado que é facilmente visualizado no monitor. Essa parte deve estar fora do canal de trabalho cerca de 1,0 cm. O auxiliar segura o *cinth* junto ao canal de trabalho, para que ele não entre no momento em que o endoscopista realiza a tração do fio. Inicie a tração do fio até que sinta uma resistência ("fica duro"). Relaxe a mão, mas não solte o fio. O auxiliar volta o *cinth* cerca de 1,0 cm e o expõe novamente por cerca de 2,0 cm, mantendo-o fixo nessa posição. Novamente tracione

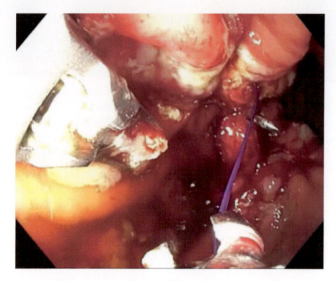

Figura 3.26 Agulha liberada para o cinth.

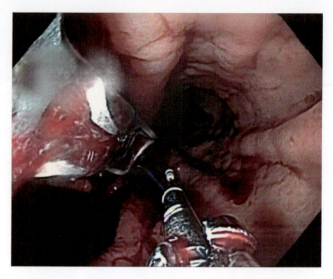

Figura 3.27 Início da tração do fio e cinth.

o fio até "ficar duro". Em muitos casos é possível ver o fio correr pelo tecido e convergindo e aproximando as pregas. Relaxe a mão, e novamente o auxiliar irá fazer o movimento de entra e sai com o *cinth* e, em seguida, irá manter ele fixo, cerca de 3,0 cm distante da ponta do aparelho. Mais uma vez o endoscopista traciona o fio, que provavelmente já não irá correr tanto. Ao perceber que está duro e que o fio não corre mais, mantenha a mão parada e não tracione mais o fio, pois caso tracione irá arrebentar ou ser cortado pela lâmina antes de o *plug* ser liberado (Figura 3.28 e Veja Vídeo 16: Liberando o cinth, na Parte II deste Atlas). O auxiliar deve abrir devagar a mão, liberando a trava do *cinth*, e na sequência fechar a manopla com a mão direita. No momento em que ficar difícil fechar a mão direita, a esquerda deve auxiliar lentamente para liberar o *plug* e cortar o fio. Com isso, terminamos a linha de sutura e o conjunto de pontos. Em média, para uma gastroplastia primária com padrão de sutura em U ou quadrado, são utilizados seis fios e, portanto, seis *cinths* (Veja Vídeo 17: Aspecto final - padrão em U e Vídeo 18: Tubulização gástrica na Parte II deste Atlas).

20. A associação de técnicas como a sobressutura e ablação da mucosa de forma circunferencial com argônio tem sido utilizada com o objetivo de proteger a sutura e aumentar o grau de fibrose, respectivamente. A sobressutura gástrica pode ser realizada após o término de cada linha de sutura e o *cinth* ou após a tubulização do corpo gástrico. A sobressutura geralmente não é de espessura total, sendo os pontos na mucosa e submucosa. Na técnica que utiliza o argônio, a configuração do equipamento varia de acordo com a marca, mas em geral é semelhante à configuração utilizada para a remodelação da anastomose após cirurgia bariátrica (Figura 3.29 e (Veja Vídeo 19: Associação de técnicas, na Parte II deste Atlas).

21. Após a realização da sutura, faça a revisão e lavagem do tubo gástrico. Nessa etapa recomenda-se retirar a máquina de sutura, podendo-se retirar ou não o *overtube* (Veja Vídeo 20: Revisão da gastroplastia, na Parte II deste Atlas).

22. A utilização de dois monitores auxilia o médico endoscopista e o seu auxiliar a permanecer em posição confortável durante todo o procedimento. A maior parte da sutura é realizada utilizando o monitor que está posicionado no dorso do paciente, mas para as suturas na parede posterior o monitor à esquerda do paciente será o principal.

PONTOS DE PERIGO E ARMADILHAS
COMO EVITÁ-LAS

- **Overtube**
  - Cuidado na introdução do *overtube*. Ele foi projetado para ser posicionado com aparelho de duplo canal. Não utilize em outros aparelhos. Caso haja resistência à sua introdução, não force e considere utilizar a técnica sem *overtube* (Figura 3.30 e Veja Vídeo 21: Laceração esofágica, na Parte II deste Atlas).
- Liberação da agulha inadvertida ou dificuldade para liberar
  - Caso haja liberação da agulha após o primeiro ponto, é possível recuperar a agulha sem dificuldades ou complicações. Retire o porta-agulha e, pelo mesmo canal, introduza uma pinça de

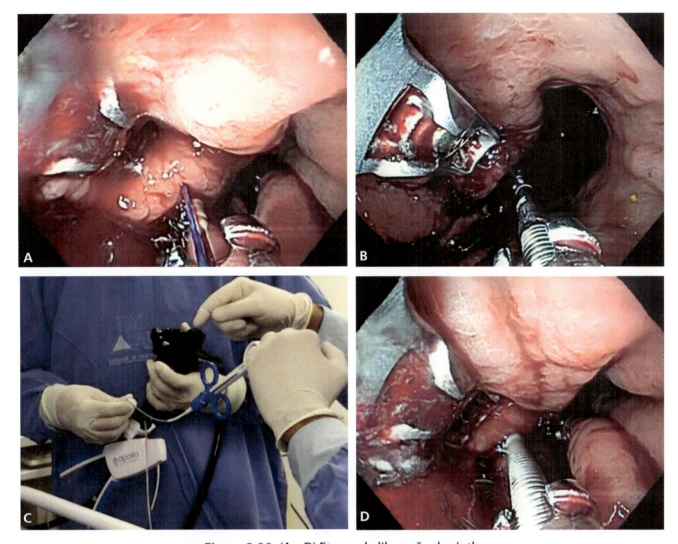

Figura 3.28 (A a D) Etapas de liberação do cinth.

biópsia. Apreenda a agulha e retire o aparelho e a pinça com o fio juntos. Caso haja alguma resistência, não exerça força e corte o fio com uma tesoura. Se obteve sucesso em recuperar a agulha e o fio, este poderá ser montado e utilizado.
- Caso haja liberação da agulha de forma inadvertida após o segundo ponto, é recomendado usar o *cinth* para amarrar e cortar o fio, evitando sangramentos e perfuração.
- Se identificar que a agulha está torta, recupere a agulha (conecte ao porta-agulha), libere a agulha apertando o botão azul e faça o *cinth*. Em algumas situações não é possível recuperar a agulha com o porta-agulha. Nesses casos, retire o porta-agulha e utilize uma pinça de biópsia para retirar a agulha da máquina de sutura e liberá-la na luz para o *cinth*. Sempre que identificar que a agulha está torta, não tente continuar a linha de sutura, pois poderá ser difícil e até mesmo inviável recuperar a agulha.

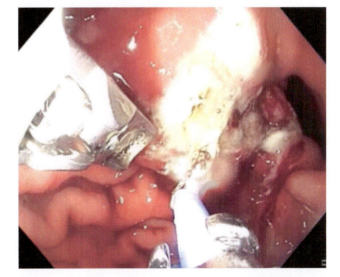

Figura 3.29 Aplicação de argônio após linha de sutura.

CAPÍTULO 3   Gastroplastia Endoscópica Vertical ou Endosutura Gástrica **37**

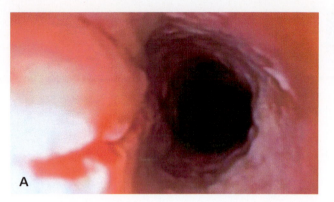 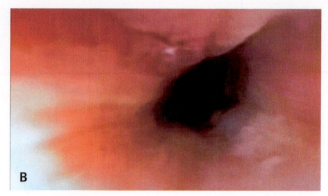

Figura 3.30 Laceração pelo overtube.

- **Helix**
  - Cuidado sempre ao utilizá-lo. O recomendado é até três voltas completas no sentido horário de forma lenta e com o médico principal exercendo uma leve pressão na parede. Uma alternativa segura é iniciar com duas voltas, depois, o endoscopista traciona o *helix* e o assistente completa a terceira volta. Esteja sempre atento, pois podem ser necessárias voltas adicionais caso identifique que o tecido está se desprendendo (Veja Vídeo 22: Hélix preso ao tecido e Vídeo 23: Hélis preso - tração do fio na Parte II deste Atlas).
  - Antes de abrir a máquina de sutura, solte o tecido. Isso evita que o tecido fique preso no *helix*, pois não tem área de fixação para desenroscar (Figuras 3.31 e 3.32).

- **Porta-agulha**
  - Nunca trabalhe com o porta-agulha exposto. Em algumas situações, como na presença de sangramento, a visualização pode estar prejudicada. A dica é olhar o quanto ele está introduzido no canal de trabalho e retrair se necessário.
- Na presença de sangramento em babação, em jato ou com a formação de hematomas, o ideal é continuar a sutura com um ou dois pontos totais. Após esses pontos, monte o sistema para a continuidade da sutura, mas aguarde de 1 a 3 minutos exercendo a tração do fio. Isso irá fazer com que os pontos já passados se aproximem, contento o sangramento. Nunca tracione o fio sem montar a agulha, pois poderá desconectar o fio da agulha e perder a sutura

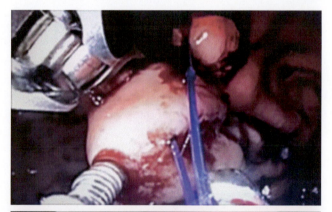

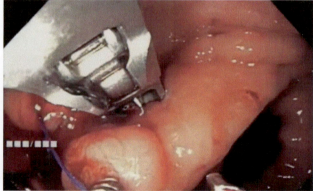

Figura 3.31 Helix preso ao tecido.

Figura 3.32 Helix e tração do fio.

(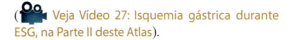 Veja Vídeo 24: Sangramento normal durante ESG, na Parte II deste Atlas).

EVENTOS ADVERSOS

- **Dor abdominal**
  - É frequente o relato de dor abdominal de leve a moderada intensidade, que responde a analgésicos e anti-inflamatórios de uso habitual. Na maior parte dos casos, em 2 a 3 dias os pacientes não referem permanência do quadro álgico.
- **Náusea, vômito e dor abdominal**
  - Podem estar presentes após o procedimento e, em geral, com melhora clínica em 24 horas. Caso ocorram vômitos, esses podem conter pequena quantidade de coágulos. Sangramento vermelho vivo é incomum e deve ser considerado um sinal de alerta. Em 2,2% dos pacientes houve indicação de hospitalização.
- **Sangramento**
  - Sangramentos são frequentes durante o procedimento (0,56% dos casos) e, na maior parte das vezes, autolimitados. Na presença de hematomas subepiteliais, a sutura deve ser continuada, em geral os circundando. Na presença de sangramentos com repercussão hemodinâmica, endoscopia digestiva alta de urgência deve ser realizada, além de tratamento endoscópico (Veja Vídeo 25: Sangramento pós ESG e Vídeo 26: Dangramento pós ESG - clipe na Parte II). Deve ser considerada a possibilidade de intervenção cirúrgica ou radiológica para a avaliação em casos refratários.
- **Perfuração e vazamentos**
  - Em caso de pneumoperitônio com repercussão clínica, a perfuração pode não estar bloqueada ou ocluída pela sutura. É necessário avaliar o paciente e, em algumas situações, fazer a punção abdominal descompressiva. Deve ser considerada a necessidade de procedimento cirúrgico. Vazamentos estão presentes em 0,48% dos pacientes, podendo ser tratados clinicamente, com drenagem radiológica ou cirúrgica.
- **Isquemia gástrica**
  - Durante o procedimento podem ser visualizadas áreas esbranquiçadas, pálidas, que correspondem à sutura de vasos arteriais, com possibilidade de isquemia. A circulação colateral do estômago é rica e não têm sido descritos casos com evolução desfavorável nesse evento

(Veja Vídeo 27: Isquemia gástrica durante ESG, na Parte II deste Atlas).

PÓS-PROCEDIMENTO

- **Observação**
  - Procedimento ambulatorial (na maior parte dos casos), devendo ser realizado em hospital (hospital dia), com observação mínima de 6 a 8 horas após o procedimento.
- **Dieta e orientações nutricionais**
  - O paciente deverá ter sido avaliado pela equipe de nutrição no pré-procedimento para receber as orientações pré e pós-gastroplastia endoscópica vertical. O seguimento nutricional deve ser feito pela equipe de nutrição e é muito semelhante ao utilizado após colocação do balão intragástrico.
  - A dieta deve ser líquida por 21 a 28 dias. Após essa fase, e com boa tolerância, progredimos para dieta pastosa por mais quatro semanas. A última fase da dieta é a sólida, sendo controlada a quantidade, a qualidade e as calorias. Após essa fase, e adequada adaptação, o paciente deverá seguir com as orientações para uma nutrição mais saudável.
- **Medicações**
  - Hidratação endovenosa;
  - **Antieméticos:** os mais utilizados são dexametasona, ondasentrona, dimenidrinato e metoclopramida;
  - Analgésicos;
  - Bloqueadores da bomba de prótons – o inibidor deve ser mantido por pelo menos seis meses.
- **Profilaxia infecciosa**
  - Realizada no período pós-operatório. Não há indicação formal para manter por três dias ou uso terapêutico, embora alguns estudos tenham adotado essa estratégia.
- **Reintrodução da anticoagulação e antiagregação plaquetária**
  - A reintrodução da anticoagulação ou antiagregação plaquetária deve seguir os protocolos estabelecidos pela ASGE, considerando os riscos e benefícios para o paciente, que deve estar de pleno acordo com o médico que o acompanha.
- **Acompanhamento**
  - Acompanhamento e retornos regulares com a equipe multidisciplinar. O tratamento da obesidade é crônico e, nos casos em que há falha no seguimento, a possibilidade de reganho é maior. Não está indicada endoscopia digestiva alta de

forma regular, mas recomenda-se que seja realizada após 12 meses do procedimento.
- Em caso de reganho de peso após gastroplastia, o resgate do pacientes e reinclusão na equipe multidisciplinar podem apresentar benefícios, como a orientação dos aspectos psicológicos, hábitos nutricionais e introdução de medicações. Deve ser considerada a possibilidade de nova sutura com o mesmo sistema utilizado para o tratamento primário da obesidade. Tratamento cirúrgico pode estar indicado, e a gastrectomia vertical ou Bypass laparoscópico não apresentam contraindicações.

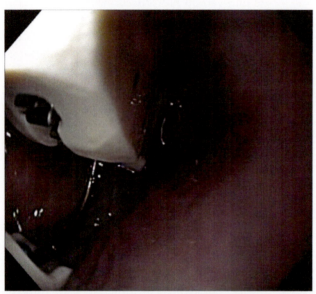

Figura 3.33

Pontos-chave

- O que é endosutura gástrica ou gastroplastia endoscópica
- Indicações e contraindicações
- Avaliação pré-procedimento
- Materiais e equipamentos necessários
- Passo a passo
- Eventos adversos
- Pós-procedimento

Nota

Em alguns países há disponível um dispositivo de sutura para aparelhos de endoscopia de canal único (Figura 3.33). As mudanças no sistema são restritas à máquina de sutura e à sua fixação, e os outros acessórios e fios são comuns. No sistema de canal único, o *overtube* não é utilizado. Essa evolução do sistema de sutura possibilita a sua utilização em qualquer gastroscópio *standart*, independentemente da sua marca. O sistema pode ser utilizado para o tratamento primário da obesidade e para outras indicações de sutura endoscópica.

REFERÊNCIAS

1. Sharaiha RZ, Kumta NA, Saumoy M, et al. Endoscopic Sleeve Gastroplasty Significantly Reduces Body Mass Index and Metabolic Complications in Obese Patients. Clinical Gastroenterology and Hepatology. 2017;15:504-10.
2. Lopez-Nava G, Galvao M, Bautista-Castano I, et al. Endoscopic sleeve gastroplasty with 1-year follow-up: factors predictive of sucess. Endoscopy International Open. 2016;04:E222-7.
3. Lopez-Nava G, Negi A, Bautista-Castaño I, et al. Gut and Metabolic Hormones Changes After Endoscopic Sleeve Gastroplasty (ESG) Vs. Laparoscopic Sleeve Gastrectomy (LSG). Obesity Surgery. 2020; 30: 2642-51.
4. Alqahtani AR, Elahmedi M, Alqahtani YA. Laparoscopic sleeve gastrectomy after endoscopic sleeve gastroplasty: technical aspects and short-term outcomes. Obes Surg. 2019;29:3547-3552.
5. Dayyeh BKA, Acosta A, Camilleri M. Endoscopic sleeve gastroplasty alters gastric physiology and induces loss of body weight in obese individuals. Clin Gastroenterol Hepatol. 2017;15:37-43.
6. Lopez-Nava G, Asokkumar R. Step-by-step approach to endoscopic gastroplasty by a novel single-channel endoscopic suturing system. VideoGIE. 2019;4:444-6.
7. Sartoretto A, Sui Z, Hill C, et al. Endoscopic Sleeve Gastroplasty (ESG) Is a Reproducible and effective Endoscopic Bariatric Therapy Suitable for Widespread Clinical Adoption: A large International Multicenter Study. Obes Surg. 2018 Jul;28(7):1812-21.
8. Hedjoudje A, Dayyeh BKA, Cheskin LJ, et al. Efficacy and Safety pf Rndoscopic Sleeve Gastroplasty: A Systematic Review and Meta-Analysis. Clin Gastroenterol Hepatol. 2020 May;18(5):1043-53-E4.
9. Souza TF, Madruga Neto AC, Coronel MA, et al. The First Study Evaluating Effectiveness and Safety of the Endoscopic Sleeve Gastroplasty in HIV Patients. Obes Surg. 2020 Mar;30(3):1159-62.
10. Moura DTH, Barrichello Jr S, Moura EGH, et al. Endoscopic sleeve gastroplasty in the management of weight regain after sleeve gastrectomy. Endoscopy. 2020 Mar;52(3):202-10.
11. Galvão Neto MDPG, Silva M, Gomes S, et al. Vertical Endoscopic Gastroplasty in a Patient With Situs Inversus Totalis. ACG Case Rep J. 2019 Dec 5;6(12):e00274.
12. Galvão Neto M, Moon RC, Quadros LG, et al. Safety and short-term effectiveness of endoscopic sleeve gastroplasty using overstitch: preliminary report from a multicenter study. Surg Endosc. 2019 Oct 17;34: 4388-394.
13. Galvão Neto MDP, Silva M, Grecco E, et al. Resuturing of Stomach in Endoscopic Sleeve Gastroplasty 8 Months After Original Procedure. ACG Case Rep J. 2019 May 14;6(5):e00079.

14. Madruga Neto AC, Bernardo WM, Moura DTH, et al. The Effectiveness of Endoscopic Gastroplasty for Obesity Treatment According to FDA Thresholds: Systematic Review and Meta-Analysis Based on Randomized Controlled Trials. Obes Surg. 2018 Sep;28(9): 2932-940.

15. Moura DTH, Moura EGH, Thompson CC. Endoscopic sleeve gastroplasty: From whence we came and where we are going. World J Gastrointest Endosc. 2019 May 16;11(5):322-328.

16. Moura DTH, Barrichello Jr S, Moura EGH, et al. Endoscopic sleeve gastroplasty in the management of weight regain after sleeve gastrectomy. Endoscopy. 2020 Mar;52(3):202-210.

17. Singh S, Moura DTH, Khan A, et al. Intragastric Balloon Versus Endoscopic Sleeve Gastroplasty for the Treatment of Obesity: a Systematic Review and Meta-analysis. Obes Surg. 2020 Aug;30(8):3010-3029.

18. Barrichello S, Moura DTH, Moura EGH, et al. Endoscopic sleeve gastroplasty in the management of overweight and obesity: an international multicenter study. Gastrointest Endosc. 2019 Nov;90(5):770-780.

19. Moura DTH, Badurdeen DS, Ribeiro IB, et al. Perspectives toward minimizing the adverse events of endoscopic sleeve gastroplasty. Gastrointest Endosc. 2020 Jun 17:S0016-5107(20)34463-1.

20. Miranda Neto AA, Moura DTH, Ribeiro IB, et al. Efficacy and Safety of Endoscopic Sleeve Gastroplasty at Mid Term in the Management of Overweight and Obese Patients: a Systematic Review and Meta-Analysis. Obes Surg. 2020 May;30(5):1971-1987.

21. Singh S, Moura DTH, Khan A, et al. Safety and efficacy of endoscopic sleeve gastroplasty worldwide for treatment of obesity: a systematic review and meta-analysis. Surg Obes Relat Dis. 2020 Feb;16(2):340-351..

4

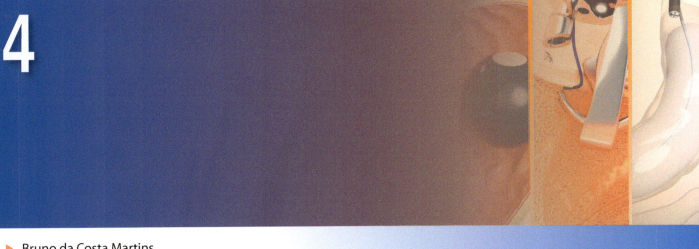

- Bruno da Costa Martins
- Ivan R. B. Orso
- Eduardo Guimarães Hourneaux de Moura

Endobarrier

INTRODUÇÃO

O EndoBarrier é um dispositivo endoscópico de uso único implantado no bulbo duodenal, constituído de um sistema de ancoragem de nitinol com diminutas farpas laterais de fixação e uma manga impermeável de polímero de flúor com 60 cm de extensão, que impede o contato do quimo com as secreções biliopancreáticas até os segmentos iniciais do jejuno (Figuras 4.1 a 4.3). Dessa forma, o EndoBarrier simula os efeitos disabsortivos do Bypass gástrico.[1,2]

(Veja Vídeo 1 Animação mostrando o conceito de funcionamento do EndoBarrier na Parte II).

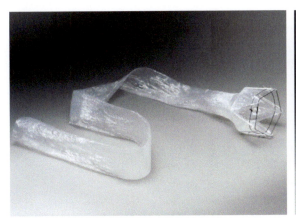

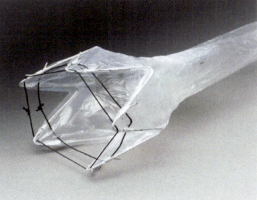

Figura 4.1 EndoBarrier é composto de uma "manga" impermeável e sistema de ancoragem.

Figura 4.2 Visão aproximada do sistema metálico de ancoragem, farpas de fixação, fios de segurança para remoção e "manga" de exclusão.

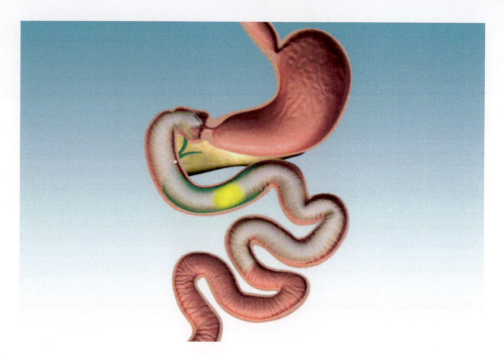

Figura 4.3 O EndoBarrier impede o contato do quimo com as secreções biliopancreáticas no duodeno e no jejuno proximal, simulando o mecanismo de disabsorção da cirurgia bariátrica.

INDICAÇÕES

- Indicado para pacientes obesos ou com sobrepeso, especialmente aqueles com diabetes *mellitus* tipo 2 associado.

CONTRAINDICAÇÕES

- Pacientes com coagulopatia ou que necessitam de terapia anticoagulante;
- Doença inflamatória intestinal;
- Gestação ou planejamento de engravidar nos próximos 12 meses;
- Dependência não tratada de álcool ou drogas;
- Pacientes com instabilidade emocional ou com características psicológicas que possam afetar a compreensão do tratamento;
- Cirurgia gastrointestinal anterior que possa afetar a colocação do dispositivo;
- Uso contínuo de anti-inflamatórios não hormonais;
- Pacientes com *Helicobacter pylori*.

AVALIAÇÃO PRÉ-PROCEDIMENTO

- **Exames laboratoriais:** hemograma completo, bilirrubina total, bilirrubina direta, bilirrubina indireta, gama-glutamil transpeptidase (GGT), fosfatase alcalina, aspartato aminotransferase (AST), alanina aminotransferase (ALT), amilase, ureia, creatinina, proteína total, albumina, colesterol total e frações, triglicérides, glicose, hemoglobina glicada, insulina, peptídeo-C, sorologias para hepatite B e C, beta HCG.

- **Exames radiológicos:** raio-X simples de tórax anteroposterior + perfil, ultrassonografia abdominal (para afastar colelitíase);
- Endoscopia digestiva alta com biópsia para pesquisa de *Helicobacter pylori*.

SEDAÇÃO SUGERIDA

- Deverá ser avaliada caso a caso. Não há indicação formal de anestesia geral no procedimento de implantação ou no procedimento de retirada. No entanto, há de se considerar que o procedimento de implantação pode se prolongar além de 30 minutos, e a condição ventilatória do paciente deve ser ponderada, tratando-se de indivíduo com obesidade.

PROFILAXIA INFECCIOSA

- Recomenda-se dose única de antibiótico de amplo espectro antes da colocação do dispositivo (p. ex.: ceftriaxone).

Materiais e equipamentos necessários

- Sistema de implantação do EndoBarrier (Figuras 4.4 e 4.5);
- Sistema de remoção do EndoBarrier (Figura 4.6);
- Fio-guia 0,035 pol;
- Radioscopia;
- Contraste hidrossolúvel.

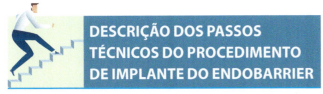

DESCRIÇÃO DOS PASSOS TÉCNICOS DO PROCEDIMENTO DE IMPLANTE DO ENDOBARRIER

1. Posicionamento em DDH ou DLE de acordo com a preferência do endoscopista. Nossa preferência é pelo DLE, se possível.
2. Introdução do gastroscópio até a segunda porção duodenal e posicionamento do fio-guia.
3. Retirada do endoscópio e introdução do sistema de implantação sobre o fio-guia, com controle radioscópico, até que a cápsula (contendo o sistema de ancoragem e a "manga") ultrapasse o piloro.
4. A seguir, introduz-se novamente o endoscópio para confirmar o posicionamento da cápsula e assegurar que se mantenha na região bulbar.
5. Com a cápsula posicionada no bulbo duodenal, dá-se o acionamento do sistema de propulsão manual, iniciando a extensão da manga. O procedimento é repetido diversas vezes, sempre sob controle radioscópico, até que a "manga" esteja completamente estendida, fato que pode ser comprovado visualizando-se a marca radiopaca proximal saindo da cápsula.

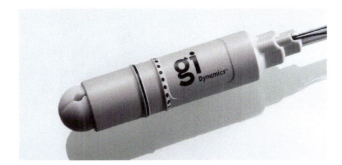

Figura 4.5 Visão ampliada da cápsula da extremidade distal do sistema de implantação. Nesta cápsula está contido o sistema de ancoragem e a manga.

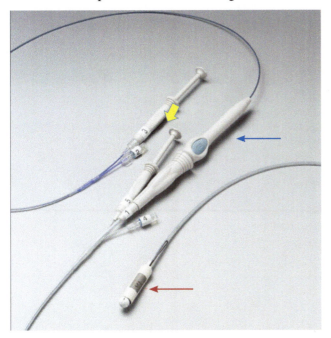

Figura 4.4 Sistema de implantação do EndoBarrier, com o sistema de propulsão (seta azul), alavanca de liberação do sistema de ancoragem (seta amarela) e a cápsula que acondiciona o DETEDJ (seta vermelha).

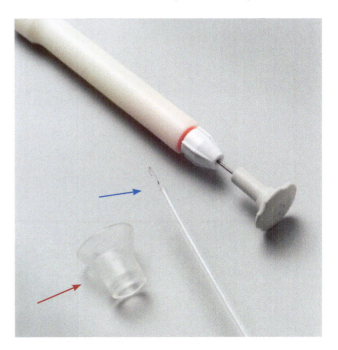

Figura 4.6 O sistema de remoção é composto por um cateter com extremidade em gancho (seta azul) e um capuz transparente maleável para proteção da mucosa esofagogástrica (seta vermelha).

6. Infusão de meio de contraste hidrossolúvel sob controle fluoroscópico com o objetivo de constatar a expansão completa do dispositivo e a integridade da manga.
7. Com a cápsula posicionada no bulbo duodenal e a manga completamente estendida, inicia-se a liberação do sistema de ancoragem através do acionamento da alavanca na extremidade proximal do sistema de implante. Esse acionamento deve ser realizado lenta e gradualmente, sob rigoroso controle radioscópico e endoscópico, a fim de assegurar que o sistema de fixação fique posicionado no bulbo médio.
8. Remoção do cateter e nova infusão de contraste hidrossolúvel para afastar possível perfuração do órgão ou torção do dispositivo.
9. A sequência de implantação do EndoBarrier pode ser visualizada nesta animação:

A sequência de implantação do EndoBarrier pode ser visualizada nas Figuras 4.7 a 4.9 e Vídeos: Vídeo 2 – Animação mostrando a sequência de implantação do EndoBarrier, na Parte 2 deste Atlas), (Veja Vídeo 3 – Demonstração do procedimento de implantação do EndoBarrier na Parte 2 deste Atlas).

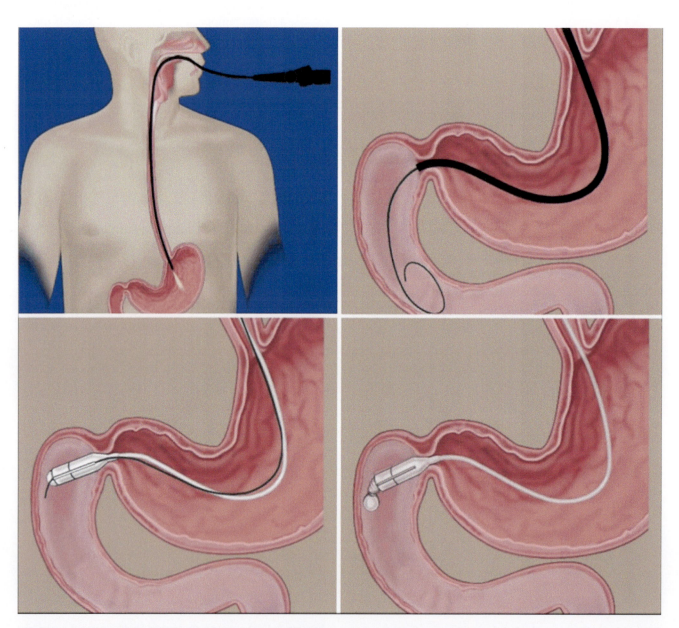

Figura 4.7 Sequência esquemática de colocação do EndoBarrier: passagem do endoscópico, seguido do fio-guia, introdução do sistema de implantação e início de liberação da "manga".

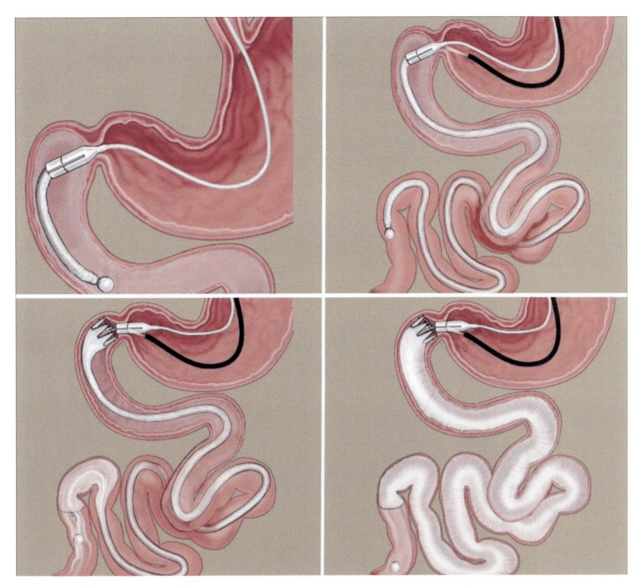

Figura 4.8 Sequência de colocação do EndoBarrier: progressão da manga, posicionamento da cápsula no ponto exato de liberação, liberação do sistema de ancoragem e infusão de contraste hidrossolúvel.

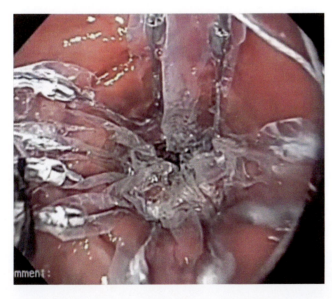

Figura 4.9 Visão endoscópica do EndoBarrier liberado no bulbo duodenal.

DESCRIÇÃO DOS PASSOS TÉCNICOS DO PROCEDIMENTO DE RETIRADA DO ENDOBARRIER

1. Posicionamento em decúbito lateral esquerdo, sob sedação consciente endovenosa.
2. Introdução do gastroscópio para conferir o posicionamento do EndoBarrier e realizar limpeza de possíveis resíduos alimentares que pudessem dificultar sua remoção.
3. Retirada do endoscópio e colocação do "capuz" maleável em sua extremidade distal.
4. Introdução do gastroscópio até a região bulbar, identificando-se a extremidade proximal do sistema de ancoragem do EndoBarrier e dos fios de segurança ao seu redor.
5. Introdução do cateter de remoção pelo canal de trabalho do endoscópio. Com a exposição do gancho desse cateter, realiza-se a apreensão de um dos fios de segurança.
6. Com tração retrógrada do gancho de apreensão, o fio de segurança constringe gradualmente o sistema de fixação, permitindo desprendimento dos ganchos aderidos à parede duodenal e acondicionamento de tais ganchos no "capuz", protegendo, dessa forma, contra possíveis danos à mucosa esofagogástrica.
7. O conjunto é então removido sob visão direta e controle radioscópico, e o procedimento é concluído após revisão endoscópica.

A sequência de remoção do EndoBarrier pode ser visualizada nas Figuras 4.10 a 4.12 e no Vídeo 4 – Animação mostrando a sequência de remoção do EndoBarrier.

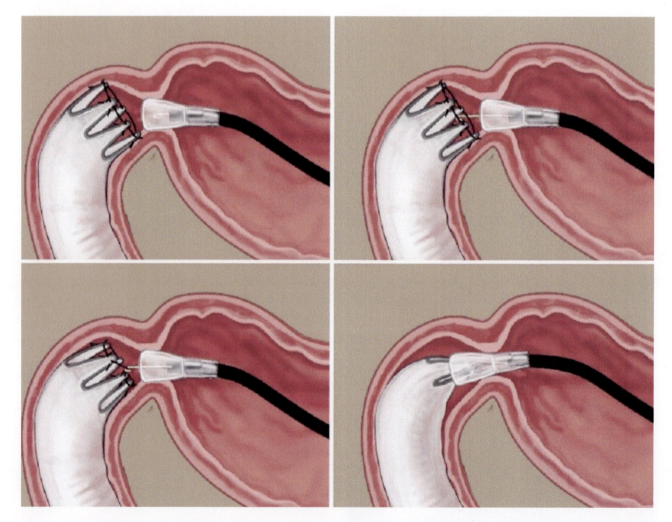

Figura 4.10 Sequência de remoção do EndoBarrier: identificação do fio de segurança, exposição do "gancho", apreensão do fio e tração do dispositivo para dentro do "capuz".

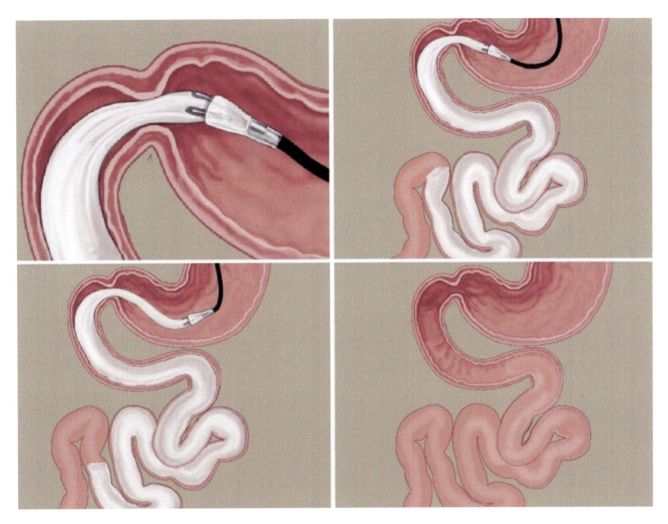

Figura 4.11 Sequência final da remoção do EndoBarrier.

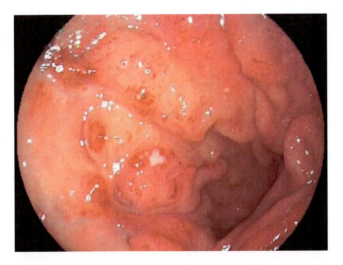

Figura 4.12 Aspecto endoscópico do bulbo um mês após a remoção do dispositivo.

(📹 Veja Vídeo 5 – Demonstração de procedimento de retirada do EndoBarrier

EFICÁCIA

- Em um estudo prospectivo[1] incluindo 22 pacientes submetidos à colocação do EndoBarrier no HC-FMUSP, no momento da retirada do dispositivo, houve redução de 2,1% na HbA1c, e 16 pacientes apresentavam HbA1c < 7%. Houve perda do excesso de peso de 35% e redução de 6,7 kg/m² no IMC.
- Uma revisão sistemática e metanálise[4] incluindo 17 estudos demonstrou redução média de 1,3% na HbA1c (hemoglobina glicada), perda de peso total de 18,9% e redução do IMC de 4,1 kg/m².
- A diminuição da HbA1c e a redução do peso também estavam mantidas seis meses após a retirada do dispositivo.

EVENTOS ADVERSOS

- Náusea e vômitos pós-procedimento (45% e 32%, respectivamente);[3]
- Dor abdominal (45%);

- Retirada precoce (25%);
- Sangramento (3%);
- Obstrução da manga (2%);
- Migração da âncora (1,5%);
- Abscesso hepático (1%).

PÓS-OPERATÓRIO OU PÓS-PROCEDIMENTO

- **Ambulatorial, internação**
  - Recomendamos realizar o procedimento de implantação do dispositivo com pelo menos um dia de internação hospitalar.
- **Dieta**
  - A orientação de dieta após o procedimento é semelhante àquela que utilizamos após a colocação do balão intragástrico. Iniciamos a reintrodução alimentar com líquidos e, conforme a aceitação, progredimos para dieta pastosa, branda e, finalmente, geral. Deve-se evitar consumo de vegetais fibrosos em excesso, pelo risco de impactação na manga se não mastigados adequadamente.
- **Medicações**
  - Antieméticos nas primeiras 48 horas.
  - Inibidores de bomba de prótons durante a permanência com o dispositivo.
- **Profilaxia infecciosa**
  - Não há indicação formal.

- **Reintrodução da anticoagulação**
  - Devido ao risco de sangramento do sistema de ancoragem do dispositivo, não é recomendado uso de medicamentos anticoagulantes.

REFERÊNCIAS

1. Moura EG, Martins BC, Lopes GS, Orso IR, Oliveira SL, Galvão Neto MP, Santo MA, Sakai P, Ramos AC, Garrido Júnior AB, Mancini MC, Halpern A, Cecconello I. Metabolic improvements in obese type 2 diabetes subjects implanted for 1 year with an endoscopically deployed duodenal-jejunal bypass liner. Diabetes Technol Ther. 2012 Feb;14(2):183-9.
2. Moura EG, Lopes GS, Martins BC, Orso IR, Coutinho AM, Oliveira SL, Sakai P, Galvão Neto MP, Santo MA, Sapienza MT, Cecconello I, Buchpiguel CA. Effects of Duodenal-Jejunal Bypass Liner (EndoBarrier®) on Gastric Emptying in Obese and Type 2 Diabetic Patients. Obes Surg. 2015 Sep;25(9):1618-25. doi: http://dx.doi.org/10.1007/s11695-015-1594-x.
3. Betzel B, Drenth JPH, Siersema PD. Adverse Events of the Duodenal-Jejunal Bypass Liner: a Systematic Review. Obes Surg. 2018 Nov;28(11):3669-77.
4. Jirapinyo P, Haas AV, Thompson CC. Effect of the duodenal-jejunal bypass liner on glycemic control in patients with type 2 diabetes with obesity: a meta-analysis with secondary analysis on weight loss and hormonal changes. Diabetes Care. 2018:41(5):1106-15.

- Vítor Ottoboni Brunaldi
- Diogo Turiani Hourneaux de Moura
- Eduardo Guimarães Hourneaux de Moura

Remodelamento de Mucosa Duodenal como Tratamento Endoscópico do Diabetes Tipo 2

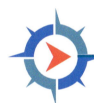

INTRODUÇÃO

O Diabetes *mellitus* é uma doença altamente prevalente e incidente em todo o mundo.[1] É atualmente reportada como a sétima causa de morte mais frequente nos Estados Unidos,[2] e o tratamento da doença e suas consequências implica um custo gigantesco para o sistema de saúde.[3] Assim, demanda tratamento efetivo e assertivo.

A base do tratamento atual para o diabetes *mellitus* tipo 2 (DM2), em sua fase inicial, que antecede a falência pancreática, está centrada na administração de medicações que induzem um aumento da produção de insulina e na mudança de estilo de vida.[4] Entretanto, até metade dos pacientes não atinge um controle glicêmico perene e eventualmente necessitam de insulinoterapia.[5] É fato também que poucos tratamentos focam na causa da doença – a resistência periférica à insulina –, o que torna compreensíveis as altas taxas de falha da terapia medicamentosa oral em longo prazo.[6]

Em situações de associação de DM2 com obesidade, a cirurgia bariátrica tem se mostrado altamente efetiva em termos de controle glicêmico, fato esse demonstrado por diversos estudos randomizados e metanálises.[7–9] De forma interessante, procedimentos bariátricos que realizam derivação duodenal (duodenal-switch ou bypass gástrico) alcançam taxas mais elevadas de remissão do DM2, podendo essa chegar a 95%.[8] Estudos em animais e humanos evidenciam que essa melhora glicêmica precede e é parcialmente independente da perda ponderal.[10,11]

A lógica dessa evidência é baseada na hipótese de que o duodeno é central na regulação da homeostase glicêmica, e o faz através da sinalização endócrina a jusante – o chamado efeito incretina. Hipoteticamente, pacientes com DM2 desenvolvem alterações nas mucosas do intestino proximal, o que poderia contribuir para a resistência sistêmica à insulina através de um desbalanço entero-hormonal. Assim, ao excluir-se o duodeno do trânsito alimentar, rebalanceamos essa interação hormonal e favorecemos um melhor controle glicêmico.[12]

Com base nesse raciocínio que o procedimento endoscópico de remodelamento de mucosa duodenal (DMR) foi desenvolvido. O DMR promove lesão térmica superficial na mucosa duodenal, desencadeando a reepitelização com células novas e hipoteticamente mais saudáveis.[13] Essas células diferem das anteriores comprometidas por estímulos pró-diabéticos extrínsecos e intrínsecos de longo prazo. O novo epitélio poderia produzir e liberar hormônios incretinícos com mais eficiência do que a mucosa alterada prévia, melhorando o controle do diabetes.[14]

PROCEDIMENTO

Indicações e contraindicações

O procedimento de remodelamento de mucosa duodenal é, a princípio, indicado para pacientes com diabetes *mellitus* tipo 2 sem necessidade de insulinoterapia, ou seja, que ainda apresentem reserva pancreática funcionante (peptídeo-C ≥ 0,333 nmol/L). O uso de hipoglicemiantes orais não contraindica o procedimento. Embora não seja o principal alvo dessa terapia, existem dados que sugerem melhora concomitante de parâmetros relacionados a doença hepática gordurosa não alcoólica.

Contraindicações ao procedimento incluem anatomia cirúrgica de esôfago, estômago ou duodeno, diabetes tipo 1, tortuosidade duodenal acentuada, estenoses, hérnia hiatal volumosa, esofagite erosiva graus C e D de Los Angeles, doenças inflamatórias intestinais, história de pancreatite crônica e/ou aguda recente, doença celíaca, gravidez, alcoolismo ou uso de drogas ilícitas, utilização de anticoagulantes e contraindicação à anestesia geral.[15]

Tabela 5.1 Indicações e contraindicações do remodelamento de mucosa duodenal.

Indicações	Diabetes *mellitus* tipo 2 Reserva pancreática funcionante (não insulinodependente e peptídeo-C ≥ 0,333 nmol/L)
Contraindicações	Anatomia cirúrgica de esôfago, estômago ou duodeno, diabetes tipo 1, tortuosidade duodenal acentuada, estenoses, hérnia hiatal volumosa, esofagite erosiva graus C e D de Los Angeles, doenças inflamatórias intestinais, história de pancreatite crônica e/ou aguda recente, doença celíaca, gravidez, alcoolismo ou uso de drogas ilícitas, utilização de anticoagulantes e contraindicação à anestesia geral

CUIDADOS PRÉ-PROCEDIMENTO

Exames pré-procedimento: Os exames de triagem para a realização do Remodelamento de Mucosa Duodenal envolvem, minimamente, endoscopia digestiva alta, curva glicêmica, hemoglobina glicada, glicemia de jejum e peptídeo-C. Além disso, é necessária avaliação pré-anestésica/pré-operatória, que envolve também hemograma completo, coagulograma, função renal e eletrólitos, raio-X de tórax e eletrocardiograma.

TIPO DE SEDAÇÃO SUGERIDA: INTUBAÇÃO OROTRAQUEAL

- **Profilaxia infecciosa:** Cefazolina 1G EV (sugerida) até 30 minutos antes do procedimento.
- **Anticoagulação:** Recomenda-se a suspensão da anticoagulação pré-procedimento, a ser realizada em consonância com a equipe prescritora.
- **Materiais e equipamentos necessários:** colonoscópio pediátrico, fio-guia teflonado (0,035), cateter de ablação hidrotérmica (Figuras 5.1 e 5.2), cateter de conexão umbilical (Figuras 5.2 e 5.3), console de controle (Figura 5.4), radioscopia, soro fisiológico e azul de metileno.

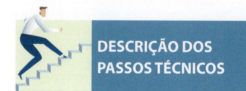

DESCRIÇÃO DOS PASSOS TÉCNICOS

1. Montagem e testagem do sistema Fractyl (realizado por técnico da empresa), com preparação de soro fisiológico (500 mL) + azul de metileno (10 mL) a ser acoplado à máquina.
2. Paciente sob anestesia geral em posição supina (preferível) ou lateral esquerda (alternativa).
3. Endoscopista e primeiro auxiliar ao lado esquerdo do paciente.
4. Realização de endoscopia alta diagnóstica com colonoscópio pediátrico até ângulo de Treitz.
5. Clipagem ou injeção de lipiodol na parede duodenal lateral ao nível da papila maior (Figura 5.5).
6. Progressão do colonoscópio até o ângulo de Treitz e locação do fio-guia teflonado 0,035" em alça jejunal.

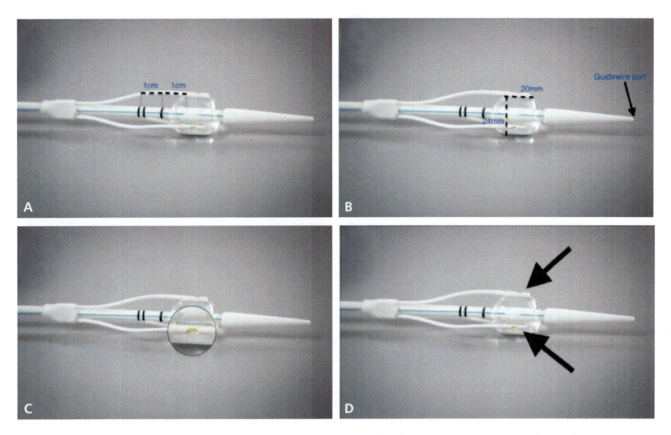

Figura 5.1 O cateter de ablação hidrotérmica Fractyl®. (A) Detalhe das marcações externas distando 1 cm entre si e 1 cm do início da área de contato do balão até a mucosa duodenal; (B) Dimensões longitudinal e transversal do balão de ablação; (C e D) Detalhe dos portais de injeção submucosa.

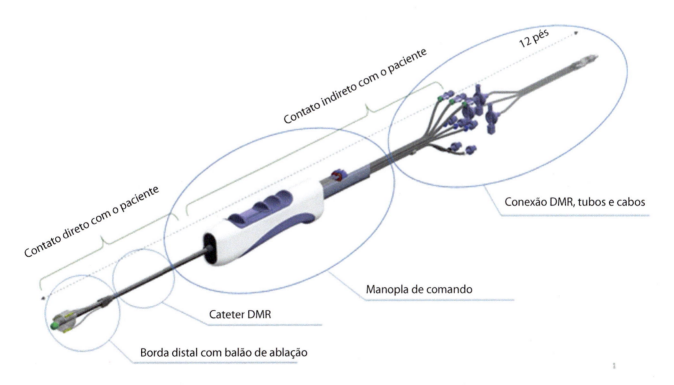

Figura 5.2 Cateter de ablação hidrotérmica (esquerda), manopla de comando das agulhas de injeção (centro), conectadas ao cateter umbilical (direita), que se liga ao console de controle.

CAPÍTULO 5   Remodelamento de Mucosa Duodenal como Tratamento Endoscópico do Diabetes Tipo 2   **53**

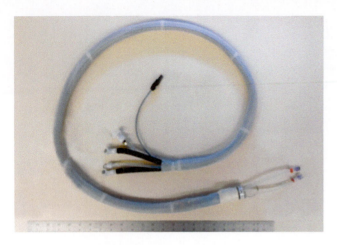

Figura 5.3 Detalhe do cateter umbilical que conecta o cateter de ablação ao console de controle.

7. Retirada do aparelho com o fio-guia mantido em posição (controle radioscópico – Figura 5.6).
8. Introdução do cateter de ablação sob controle radioscópico até antro gástrico ou bulbo duodenal (Figura 5.7).
9. Reintrodução do colonoscópio pediátrico utilizando um cap para progressão do cateter de ablação para o duodeno sob controle endoscópico e radioscópico (Figura 5.8).
10. Posicionamento do balão de ablação imediatamente distal à papila (nível previamente demarcado com clipe ou lipiodol – Figura 5.9).
11. Início do ciclo de ablação: insuflação do balão juntamente com aspiração do lúmen duodenal, progressão das agulhas de injeção realizada pelo auxiliar através da manopla do cateter de ablação,

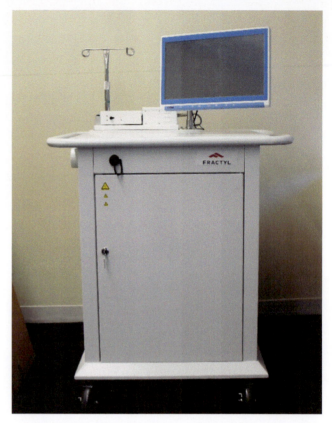

Figura 5.4 Console de controle da Fractyl® para realização do Remodelamento de Mucosa Duodenal.

injeção submucosa circunferencial (três pontos de injeção com 10 mL de SF + azul de metileno em cada), retração das agulhas, esvaziamento do balão, progressão de 1 cm distal do cateter, nova insuflação do balão e aspiração do lúmen, nova injeção

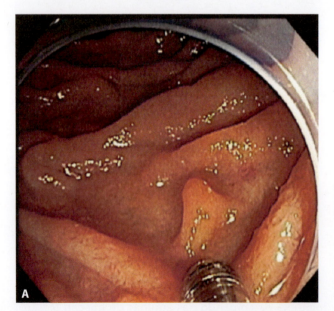
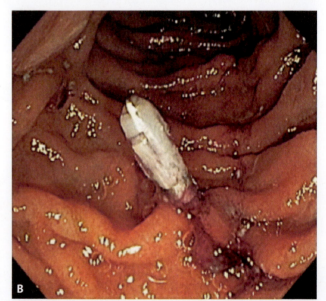

Figura 5.5 Clipagem da parede lateral do duodeno ao nível da papila duodenal maior.

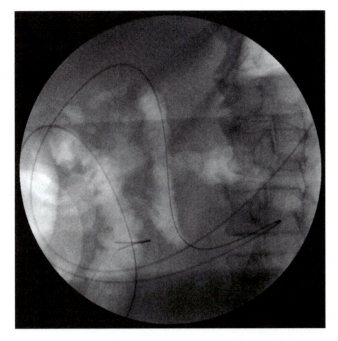

Figura 5.6 Controle radioscópico do posicionamento do fio-guia teflonado 0,035" em primeira alça jejunal.

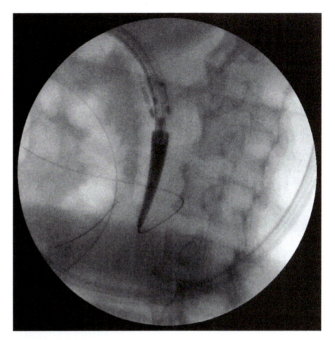

Figura 5.7 Introdução do cateter de ablação sob controle radioscópico.

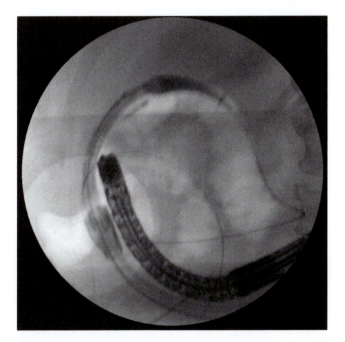

Figura 5.8 Reintrodução do colonoscópio para controle endoscópico do posicionamento e progressão do cateter.

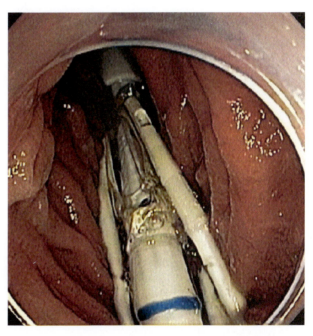

Figura 5.9 Posicionamento do balão de ablação imediatamente distal ao nível da papila duodenal maior.

submucosa circunferencial (totalizando seis pontos de injeção e 60 mL da solução), ablação hidrotérmica, desinsuflação do balão, progressão de 1 cm distal do cateter. Todos esses passos são ditados pelo endoscopista e acionados pelo técnico da empresa através do console de controle (Veja Vídeo 1: Demonstração do ciclo de injeção e ablação duodenal, conforme descrição no passo 11).

12. Repetir essa sequência por cinco vezes, determinando uma área de ablação de cerca de 10 cm (ou até o ângulo de Treitz).
13. Retirada do cateter sob controle endoscópico.

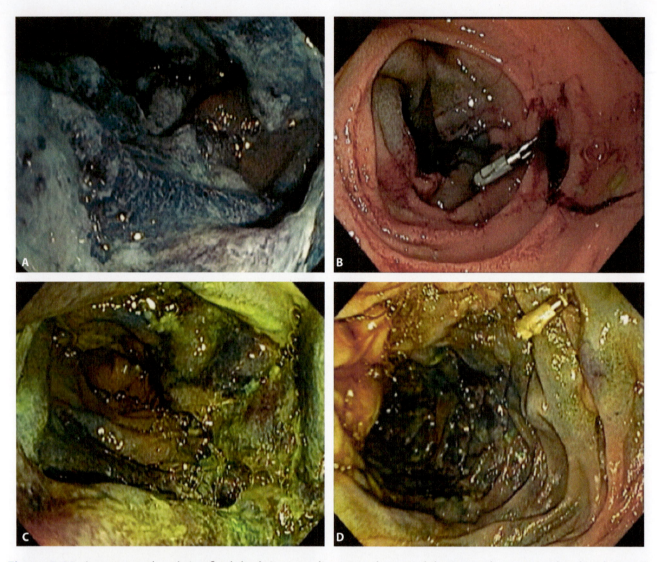

Figura 5.10 Aspecto endoscópico final de dois procedimentos de remodelamento de mucosa duodenal. (A e C) Terceira porção totalmente injetada e ablada; (B e D) Início da área de ablação imediatamente distal em relação ao local de clipagem.

14. Retirada do cap e reintrodução do colonoscópio pediátrico para avaliação do aspecto final (Figura 5.10 (Veja Vídeo 2: Aspecto final do procedimento de remodelamento de mucosa duodenal.). Avaliar complicações (perfuração e sangramento) e áreas de mucosa não tratadas (gaps).

PONTOS DE PERIGO E ARMADILHAS
COMO EVITÁ-LAS

Deve-se ter muito cuidado com angulações fechadas do duodeno (manobras forçosas podem levar à perfuração); evitar passar o colonoscópio para além do balão durante o procedimento (a soma dos diâmetros pode lesar a parede duodenal); a progressão de apenas 1 cm por vez é bem tênue e deve ser feita concomitantemente com o cateter e o aparelho. Deve-se utilizar radioscopia durante toda a progressão do cateter para evitar avanço excessivo, o que determina "gaps" de mucosa sem ablação e potencialmente reduz a eficácia do tratamento.

 EVENTOS ADVERSOS

Os eventos adversos mais frequentes do procedimento são:

- sintomas gastrointestinais leves (dor, náusea, dor orofaríngea): ~40%
- hipo/hiperglicemia: ~30;
- estenose duodenal: ~3%;
- perfuração intestinal: < 1%.

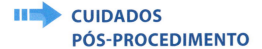

CUIDADOS PÓS-PROCEDIMENTO

Após o término da anestesia geral, o paciente deve ser mantido em observação por pelo menos uma hora. O manejo dos hipoglicemiantes é determinado por endocrinologista baseado nas medições glicêmicas, e o seguimento endocrinológico deve ser rígido e próximo. O procedimento é habitualmente ambulatorial.

Dieta

Apenas água oral no dia do procedimento, seguida de mais duas semanas de dieta líquida exclusiva. É necessário que o endocrinologista e possivelmente um nutricionista acompanhem a evolução da dieta do paciente.

Analgesia

Habitualmente, os pacientes queixam-se de desconforto abdominal leve e dor orofaríngea, que normalmente não necessitam de medicação. Caso haja necessidade, prescrever analgésico simples (Dipirona 1G EV).

Profilaxia infecciosa

Apenas no pré-operatório imediato (Cefazolina 1g EV); não é necessária extensão da profilaxia.

Reintrodução da anticoagulação

Sugere-se aguardar a reintrodução da anticoagulação por pelo menos 5 dias sempre que possível.

Pontos-chave

- O remodelamento de mucosa duodenal é um procedimento em fase final de estudo indicado para paciente com diabetes tipo 2 não insulinodependente.
- O procedimento é ambulatorial e parece promover melhor controle glicêmico e de parâmetros relacionados à doença hepática gordurosa não alcoólica.
- O procedimento deve ser realizado sob anestesia geral, com auxílio radioscópico.
- A ativação do sistema de ablação é comandada por um técnico da empresa fabricante através do console de controle.

REFERÊNCIAS BIBLIOGRÁFICAS

1. World Health Organization. Global Report on Diabetes. 2016.
2. Centers for Disease Control and Prevention. About Underlying Cause of Death 1999–2015. CDC Wonder Database. [Internet]. 2016. Available from: http://wonder.cdc.gov/ucd-icd10.html.
3. American Diabetes Association. Economic Costs of Diabetes in the U.S. in 2017. Diabetes Care. 2018 Mar.
4. Davies MJ, D'Alessio DA, Fradkin J, Kernan WN, Mathieu C, Mingrone G, et al. Management of Hyperglycemia in Type 2 Diabetes, 2018. A Consensus Report by the American Diabetes Association (ADA) and the European Association for the Study of Diabetes (EASD). Diabetes Care. 2018 Dec;41(12):2669-701.
5. Magkos F, Yannakoulia M, Chan JL, Mantzoros CS. Management of the metabolic syndrome and type 2 diabetes through lifestyle modification. Annu Rev Nutr. 2009;29:223-56.
6. Mudaliar S, Edelman S V. Insulin therapy in type 2 diabetes. Endocrinol Metab Clin North Am. 2001 Dec;30(4):935-82.
7. Ikramuddin S, Korner J, Lee W-J, Connett JE, Inabnet WB, Billington CJ, et al. Roux-en-Y gastric bypass vs intensive medical management for the control of type 2 diabetes, hypertension, and hyperlipidemia: the Diabetes Surgery Study randomized clinical trial. JAMA. 2013 Jun;309(21):2240-9.
8. Buchwald H, Estok R, Fahrbach K, Banel D, Jensen MD, Pories WJ, et al. Weight and type 2 diabetes after bariatric surgery: systematic review and meta-analysis. Am J Med. 2009 Mar;122(3):248-56.e5.
9. Schauer PR, Kashyap SR, Wolski K, Brethauer SA, Kirwan JP, Pothier CE, et al. Bariatric surgery versus intensive medical therapy in obese patients with diabetes. N Engl J Med. 2012 Apr;366(17):1567-76.
10. Kindel TL, Yoder SM, Seeley RJ, Alessio DAD, Tso P. Duodenal-Jejunal Exclusion Improves Glucose Tolerance in the Diabetic, Goto-Kakizaki Rat by a GLP-1 Receptor-Mediated Mechanism Ligament of Treitz. 2009;1762-72.
11. Jonge C, Rensen SS, Verdam FJ, Vincent RP, Bloom SR, Buurman WA, et al. Endoscopic duodenal-jejunal bypass liner rapidly improves type 2 diabetes. Obes Surg. 2013 Sep;23(9):1354-60.
12. Brunaldi VO, Galvão Neto M. Endoscopic techniques for weight loss and treating metabolic syndrome. Curr Opin Gastroenterol. 2019 Sep;35(5):424-31.
13. Moura EGH, Ponte-Neto AM, Tsakmaki A, Aiello VD, Bewick GA, Brunaldi VO. Histologic assessment of the intestinal wall following duodenal mucosal resurfacing (DMR): a new procedure for the treatment of insulin-resistant metabolic disease. Endosc Int open. 2019 May;7(5):E685-90.
14. van Baar ACG, Holleman F, Crenier L, Haidry R, Magee C, Hopkins D, et al. Endoscopic duodenal mucosal resurfacing for the treatment of type 2 diabetes mellitus: one year results from the first international, open-label, prospective, multicentre study. Gut. 2020 Feb;69(2):295-303.
15. van Baar ACG, Holleman F, Crenier L, Haidry R, Magee C, Hopkins D, et al. Endoscopic duodenal mucosal resurfacing for the treatment of type 2 diabetes mellitus: one year results from the first international, open-label, prospective, multicentre study. Gut. 2019 Jul 22.

6

▶ Giorgio Alfredo Pedroso Baretta
▶ Vitor Ottoboni Brunaldi
▶ Jimi Izaques Bifi Scarparo

Tratamento Endoscópico do Reganho de Peso pós-Bypass Gástrico

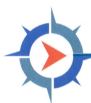

INTRODUÇÃO

O reganho de peso pós-cirurgia bariátrica é extremamente comum e gira em torno de 10% a 35% dos pacientes após 24 meses de cirurgia, e cerca de 50% dos pacientes apresentarão algum grau de reganho em *follow-up* superior a cinco anos.

A definição de reganho ou recidiva de peso deveria ser individualizada para cada paciente ou procedimento, porém faltam critérios e consenso ainda nos dias atuais. A Sociedade Brasileira de Cirurgia Bariátrica e Metabólica (SBCBM) definiu que é esperado um ganho de até 20% do peso perdido. Quando esse reganho fica entre 20% e 50% do peso perdido, é considerada recidiva controlada, e recidiva propriamente dita quando o reganho é superior a 50% do peso perdido ao longo dos anos ou 20% com reaparecimento de alguma comorbidade.

Vários fatores são implicados no reganho de peso pós-bariátrica, como sedentarismo, perda do seguimento pós-operatório com a equipe multidisciplinar, indicação errônea da técnica cirúrgica, cirurgia realizada com algum defeito técnico, fístula gastrogástrica, medicamentos que reduzem o gasto energético diário e aqueles que aumentam o apetite, transtornos psiquiátricos, hábito de beliscar carboidratos, perda muscular acentuada com redução importante da taxa metabólica basal, fatores hormonais (ghrelina, leptina, PYY e GLP-1), genética positiva para obesidade, sais biliares, microbiota intestinal e perda da restrição e da saciedade com a dilatação da anastomose gastrojejunal (AGJ) e/ou do pouch gástrico.

Imprescindível nessa fase inicial é o redirecionamento desse paciente, na maioria das vezes desgarrado de acompanhamento, para toda a equipe multidisciplinar, incluindo nutricionista, psicólogo ou psiquiatra, endocrinologista e profissional de educação física.

Vários métodos endoscópicos têm sido utilizados para o tratamento do reganho de peso pós-Bypass gástrico, como injeção esclerosante de morruato de sódio na anastomose gastrojejunal, Endocinch, Stomaphyx, ROSE procedure, OTSC (Over The Scope Clip — OVESCO), fulguração com plasma de argônio (APC), sutura endoscópica com Overstitch e a combinação de métodos. Muitos desses não são mais utilizados, outros não estão disponíveis em nosso país, e os mais utilizados são o APC, a sutura endoscópica e a combinação de ambos. A sutura endoscópica tem como dificultador seu elevado custo e a necessidade de realização sob intubação orotraqueal.

O plasma de argônio (APC) é utilizado em cirurgias convencionais desde a década de 80 e no campo da endoscopia desde 1991. É um gás inodoro, inerte, não tóxico, de baixo custo e facilmente ionizável. Ele promove uma coagulação térmica monopolar sem contato com a mucosa através de um cateter, e a corrente elétrica é transmitida por meio desse gás ionizável, o qual chamamos de plasma. A profundidade de penetração é de 2 a 3 mm, atingindo a lâmina própria, e quanto maior a voltagem utilizada, maior a penetração. É um método fácil, econômico, aprovado para uso em nosso meio, repetitivo e ambulatorial.

A sutura endoscópica de espessura total (FTS) vem sendo utilizada amplamente no campo da endoscopia bariátrica e, mais precisamente, no reganho de peso pós-Bypass gástrico desde 2013, com inúmeras publicações. Consiste em um método mais complexo, demandando treinamento do endoscopista, método esse de maior custo, com a necessidade de intubação orotraqueal (IOT) e, eventualmente, realização em centro cirúrgico e internamento hospitalar.

Neste capítulo descreveremos o uso do APC isolado e do APC + FTS no tratamento endoscópico do reganho de peso pós-Bypass gástrico.

INDICAÇÕES E CONTRAINDICAÇÕES

As indicações e contraindicações são descritas na Tabela 6.1 e correspondem tanto ao APC isolado quanto ao APC + FTS.

Tabela 6.1 Indicações e contraindicações para uso do APC isolado e do APC + FTS.

Indicações	• Reganho de peso igual ou superior a 20% do peso mínimo (*nadir*); • Diâmetro anastomótico gastrojejunal igual ou maior que 12 mm.
Contraindicações	• Gestantes, alcoolistas, distúrbios psiquiátricos não controlados, usuários de anticoagulantes, anastomoses menores que 12 mm na primeira sessão, fístula gastrogástrica, úlcera anastomótica, presença de anel restritivo deslizado justa-anastomótico ou com diâmetro inferior a 12 mm, pouches ultracurtos com extensão inferior a 2 cm, recusa em assinar o TCLE.

COMO EU ESCOLHO O MELHOR PROCEDIMENTO?

- Bypass gástrico com pouch < 5 cm de diâmetro e AGJ entre 12 mm e 25 mm: APC isolado 70 W com 2 a 3 L/min a cada 8 semanas até atingir o diâmetro da AGJ entre 9 mm e 12 mm;
- Bypass gástrico com pouch < 5 cm de diâmetro e AGJ com diâmetro superior a 25 mm: APC isolado 90 W (primeira sessão) com 2 a 3 L/min a cada 8 semanas até atingir o diâmetro da AGJ entre 9 mm e 12 mm ou APC + FTS;
- Bypass gástrico com pouch > 5 cm de diâmetro: Sutura no pouch distal associada a APC + FTS em AGJ.

CUIDADOS PRÉ-PROCEDIMENTO:

- **Avaliação pré-procedimento necessária**: Endoscopia digestiva alta, estudo radiológico contrastado, exames laboratoriais e avaliação nutricional e psicológica ou psiquiátrica. Se possível, realizar também cintilografia com estudo do esvaziamento gástrico e tomografia computadorizada com reconstrução gástrica tridimensional + volumetria gástrica.
- **Tipo de sedação sugerida**: No APC isolado orienta-se apenas sedação com propofol e fentanil monitorizada por médico anestesiologista. Na associação APC + FTS é indicada a IOT.
- **Profilaxia infecciosa**: Não é necessária no APC. Já na realização do APC + FTS orienta-se cefazolina endovenosa na indução anestésica.
- **Anticoagulação**: Não é necessária anticoagulação nos dois métodos.

MATERIAIS E EQUIPAMENTOS NECESSÁRIOS

- **APC isolado:** Gastroscópio (convencional), dispositivo para aferição do diâmetro anastomótico (pinça articulada, pinça de grasper, cateter injetor com graduação), maquinário Argon 2 (WEM, Ribeirão Preto, Brasil) ou VIO 300 D/APC2 Electrosurgical System (Erbe USA Inc, Marietta –Ga, USA), cateter de fulguração, insuflador de CO_2 (Figura 6.1 a 6.4).

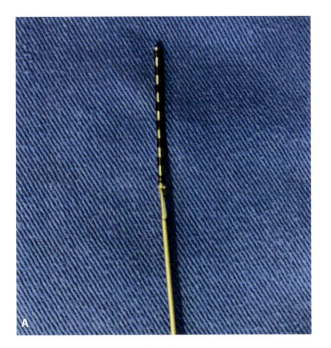
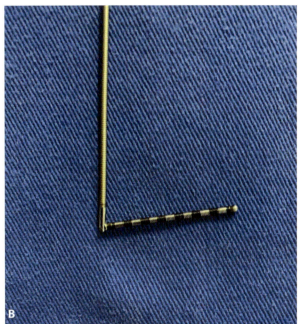

Figura 6.1 Pinça aferidora de anastomose articulada (30 mm de extensão). (A) Pinça graduada e articulada; (B) Articulação com 30 mm de extensão (graduada).

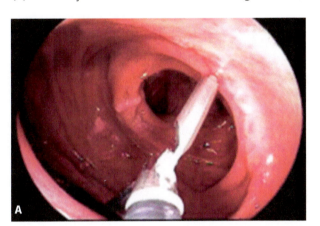
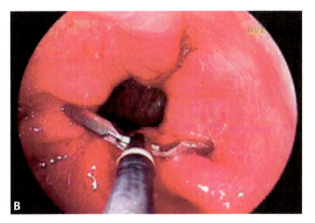

Figura 6.2 Pinça tipo Grasper (20mm de abertura). (A) Pinça tipo Grasper (20 mm de abertura) (A e B). A) Pinça grasper aberta com 20 mm de extensão em anastomose dilatada; (B) Mesma pinça em controle pós-argônio.

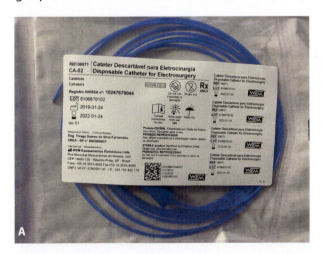
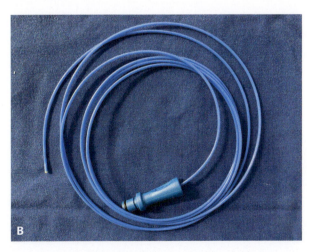

Figura 6.3 (A e B) Cateter para APC.

CAPÍTULO 6 — Tratamento Endoscópico do Reganho de Peso pós-Bypass Gástrico

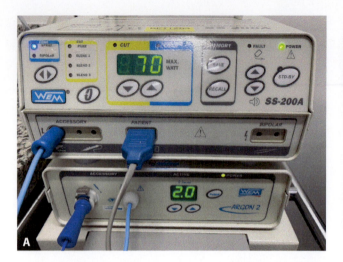 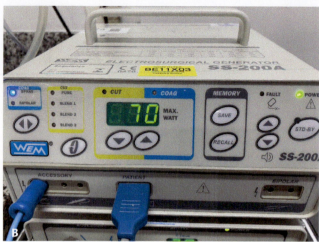

Figura 6.4 (A e B) Aparelho Argon 2.

- **APC + FTS:** Gastroscópio duplo canal, dispositivo para aferição do diâmetro anastomótico (pinça articulada, pinça de grasper, cateter injetor com graduação), maquinário Argon 2 (WEM, Ribeirão Preto, Brasil) ou VIO 300D/APC2 Electrosurgical System (Erbe USA Inc, Marietta – Ga, USA), cateter de fulguração, insuflador de CO_2, kit de sutura Apollo Overstitch (Apollo Endosurgery, Austin - Texas, USA).

DESCRIÇÃO DOS PASSOS TÉCNICOS – APC ISOLADO

(Veja Vídeo 1: Plasma de argônio endoscópico (APC) em anastomose gastrojejunal dilatada, na Parte II).

1. Paciente em decúbito lateral esquerdo, com acesso venoso em membro superior direito, sob sedação com propofol e fentanil;
2. Endoscopista ao lado esquerdo da maca (posição habitual), anestesista atrás do paciente, enfermagem na cabeceira, endoscópio e aparelho Argon 2 com insuflação de CO_2 também na cabeceira;
3. Aferição da extensão e do diâmetro do pouch gástrico, bem como do diâmetro da anastomose gastrojejunal com pinça articulada de 30 mm de extensão (Figura 6.5);
4. Fulguração da anastomose com argônio 2 a 3 L/min e 70 W para anastomoses entre 12 mm e 25 mm e 90 W para anastomoses acima de 25 mm de diâmetro (Figura 6.6);
5. Realização de halo de fulguração da anastomose em direção ao terço distal do pouch gástrico de 1 cm a 2 cm;
6. Revisão da área fulgurada para verificação de possível sangramento;
7. Aspiração do CO_2 pelo endoscopista associada a manobra de compressão do epigástrico pelo anestesista;

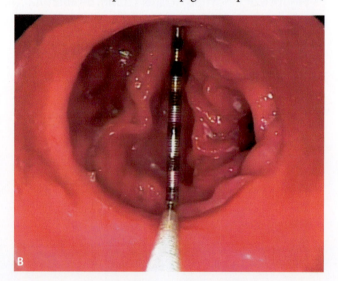

Figura 6.5 (A e B) Aferição de anastomose gastrojejunal dilatada com 30 mm de diâmetro.

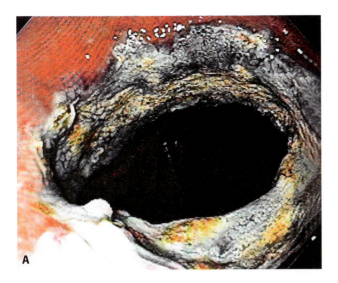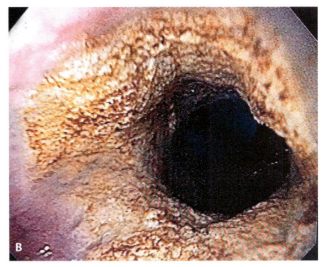

Figura 6.6 (A e B) Fulguração com plasma de argônio.

8. Encaminhamento à sala de recuperação monitorizado por 30 a 60 minutos;
9. Repetir o procedimento a cada 8 semanas até atingir o diâmetro anastomótico de 9 mm a 12 mm, embora diâmetros entre 6 mm e 9 mm sejam aceitáveis de acordo com a indicação individualizada.

DESCRIÇÃO DOS PASSOS TÉCNICOS – APC + FTS

(Veja Vídeo 2: Plasma de argônio endoscópico com sutura endoscópica revisional de espessura total (APC + FTS) em anastomose gastrojejunal dilatada, na Parte II deste Atlas).

1. Paciente em decúbito lateral esquerdo, com acesso venoso em membro superior direito, sob IOT;
2. Endoscopista ao lado esquerdo da maca (posição habitual), anestesista na cabeceira, enfermagem ou assistente atrás do paciente, endoscópio e aparelho Argon 2 com insuflação de CO_2 também na cabeceira;
3. Aferição da extensão e do diâmetro do pouch gástrico, bem como do diâmetro da anastomose gastrojejunal com pinça articulada de 30 mm de extensão;
4. Fulguração da anastomose com argônio 2-3 L/min e 70 W para anastomoses entre 12 mm e 25 mm e 90 W para anastomoses acima de 25 mm de diâmetro;
5. Realização de halo de fulguração da anastomose em direção ao terço distal do pouch gástrico de 1 cm;
6. Realização de sutura com kit Apollo Overstitch em figura de 8 modificada com um ou dois fios até diâmetro anastomótico em torno de 6 mm a 12 mm (Figuras 6.7 e 6.8);

7. Revisão cuidadosa da hemostasia;
8. Aspiração do CO_2 pelo endoscopista e retirada do endoscópio cuidadosamente e sob visão direta, extubação do paciente pelo anestesista e encaminhamento à sala de recuperação anestésica pelo período de três horas, em média.

PONTOS DE PERIGO E ARMADILHAS
COMO EVITÁ-LAS

- Insuflar sempre com CO_2 para evitar distensão abdominal acentuada e consequente dor e vômitos pós-procedimento;
- Evitar tocar o cateter de argônio na mucosa, pois pode provocar sangramento local, principalmente na topografia da pequena curvatura;
- Não realizar a fulguração na face jejunal da anastomose, a fim de evitar perfuração local por isquemia;
- Não suturar, se possível, a pequena curvatura gástrica, pelo risco maior de sangramento;
- Em casos de pouch gástrico com diâmetro aumentado (superior a 5 cm), realizar sutura do pouch na grande curvatura gástrica (local da linha de grampos), e não na pequena curvatura, a fim de se evitar sangramento;
- Aguardar ao menos um minuto no final do procedimento para avaliação e a certeza de não apresentar sangramento na área fulgurada e/ou suturada;
- Aspirar bem o CO_2 ao final do procedimento com o endoscópio e com a compressão manual do abdômen na região do epigástrio;
- Termo de consentimento esclarecido sempre bem explicado e assinado pelo paciente e por um acompanhante maior de idade;

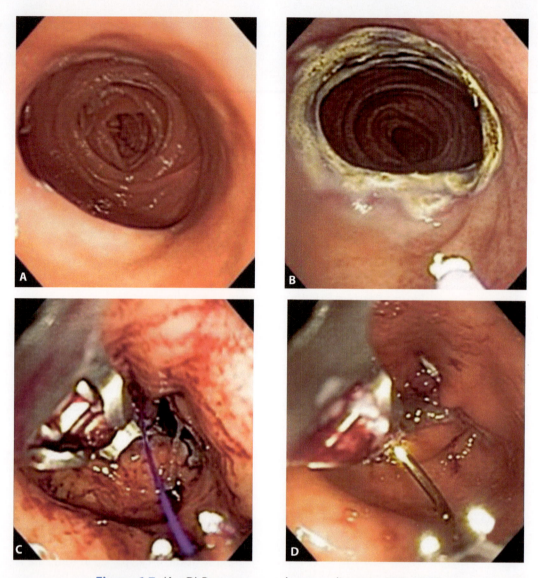

Figura 6.7 (A a D) Passo a passo do procedimento APC + FTS.

- Não realizar procedimento sem a prévia avaliação e orientação da equipe multidisciplinar (nutricionista e psicólogo/psiquiatra).

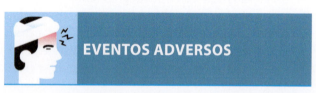

EVENTOS ADVERSOS

Os possíveis efeitos adversos são sangramento (Figura 6.9), dor, lesões ulceradas (Figura 6.10), náusea e vômitos, sonolência excessiva pós-operatória devido ao ato anestésico, perfuração pós-procedimento, estenose da anastomose (Veja Vídeos 3: Dilatação Endoscópica de estenose de anastomose gastrojejunal pós plasma de argônio e Vídeo 4: Dilatação endoscópica de estenose de anastomose gastrojejunal pós plasma de argônio com úlcera local, na Parte II deste Atlas) e, no seu tratamento, com a dilatação, há possibilidade de sangramento e perfuração (Veja Vídeo 5: Perfuração de anastomose gastrojejunal pós dilatação de estenose de plasma de argônio na Parte 2 deste Atlas).

CUIDADOS PÓS-PROCEDIMENTO:

- **Pós-operatório**: Sugere-se iniciar atividade física e atividades habituais em 24 horas, nos casos de APC isolado, e em sete dias, nos casos de APC + FTS. A prescrição engloba inibidor de bomba de prótons por 60 dias, sucralfato nos primeiros 10 dias, analgésicos em gotas e antieméticos sublinguais, se necessários. Em caso de estenose pós-APC, lembre-se de que elas são bem fibróticas, extensas e eventualmente tortuosas. Na dilatação pneumática da AGJ com balões TTS-CRE, inicie sempre com balão de 10 mm e vá

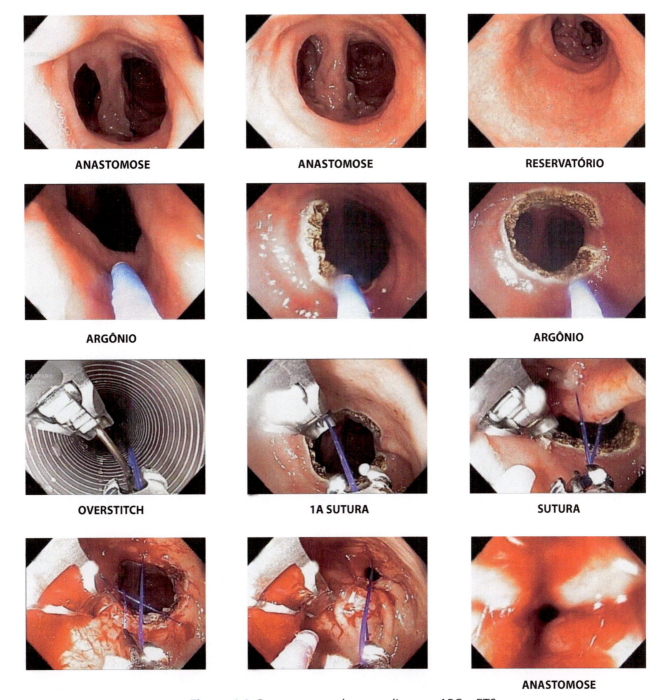

Figura 6.8 Passo a passo do procedimento APC + FTS.
Créditos: Dr. Jimi Scarparo; Scarparo Scopia, São Paulo – Brasil

progredindo o diâmetro de maneira sequencial e programada a cada duas semanas, sempre que necessário.
- **Ambulatorial**: O procedimento é sempre realizado via ambulatorial nos casos de APC isolado, e via internação por algumas horas devido a anestesia geral nos casos de APC + FTS.
- **Dieta**: Recomenda-se dieta líquida por 15 dias, seguida de dieta pastosa por 15 dias, dieta branda por mais uma semana e dieta geral nos dias subsequentes.
- **Analgesia**: O procedimento geralmente não é acompanhado de dor. Sugere-se analgesia com buscopan gotas ou tropinal gotas, caso necessário.
- **Profilaxia infecciosa**: Não é necessário o uso de antibioticoprofilaxia no APC isolado, e utiliza-se cefazolina endovenosa nos casos de APC + FTS.

Reintrodução da anticoagulação: Sugere-se aguardar a reintrodução da anticoagulação, em pacientes que dela necessitem, após 48 horas, sempre que possível.

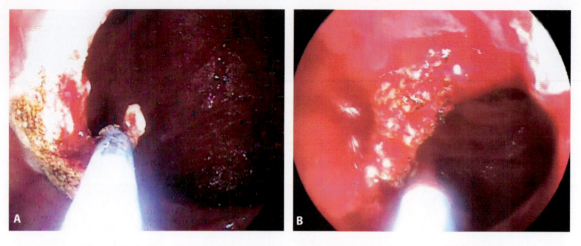

Figura 6.9 (A e B) Sangramento em área de APC durante o procedimento.

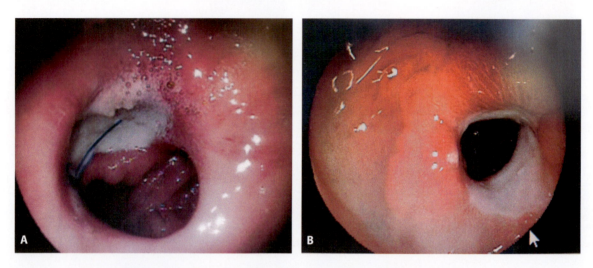

Figura 6.10 (A e B) Lesões ulceradas anastomóticas pós-APC.

Pontos-chave – APC

- Método simples, repetitivo, ambulatorial, de baixo custo e com mínima incidência de complicações, sendo estas de fácil tratamento.
- Método aprovado para uso com parecer da SOBED.
- Reintrodução do paciente na equipe multidisciplinar é mandatória.
- O tempo de intervenção é crucial, ou seja, quanto antes, melhor, a fim de se evitar reganho de peso acentuado.
- As sessões devem ser repetidas a cada oito semanas, até atingir-se o *endpoint* de diâmetro anastomótico entre 9 mm e 12 mm.
- Estenoses pós-APC devem ser dilatadas com maior cuidado, com balões de menor

Pontos-chave – APC + FTS

- Requer maior treinamento do endoscopista.
- Método de maior custo quando comparado ao APC isolado.
- Reintrodução do paciente na equipe multidisciplinar é mandatória.
- O tempo de intervenção é crucial, ou seja, quanto antes, melhor, a fim de se evitar reganho de peso acentuado.
- Preferência pela sutura em figura de 8 modificada.
- Sangramento é mais frequente na topografia da pequena curvatura.

REFERÊNCIAS

1. Abu Dayyeh BK, Lautz DB, Thompson CC. Gastrojejunal stoma diameter predicts weight regain after Roux-en-Y gastric bypass. Clin Gastroenterol Hepatol. 2011;9:228-33.
2. Alves JS, Dib RA, Moura EGH. Parecer do núcleo de endoscopia bariátrica da SOBED sobre: O tratamento endoscópico do reganho de peso pós-derivação gástrica em Y-de-Roux e do emprego da coagulação com plasma de argônio para remodelamento da anastomose gastrojejunal. São Paulo, 31 jan. 2020.
3. Aly A. Argon plasma coagulation and gastric bypass – a novel solution to stomal dilation. Obes Surg; 2008;19(6):788-90.
4. Baretta GAP, Alhinho HCAW, Matias JEF, et al. Argon plasma coagulation of gastrojejunal anastomosis for weight regain after gastric bypass. Obes Surg. 2015;25(1):72-9.
5. Berti LV, Campos J, Ramos A, et al. Posição da SBCBM – Nomenclatura e definições para os resultados em cirurgia bariátrica e metabólica. ABCD. 2015;28(supl. 1):2.
6. Brunaldi VO, Farias GFA, Rezende DT, et al. Argon plasma coagulation alone versus argon plasma coagulation plus full-thickness endoscopic suturing to treat weight regain after Roux-en-Y gastric bypass: a prospective randomized trial (with videos). Gastrointest Endosc. 2020 Jul;92(1):97-107.e5. doi: https://doi.org/10.1016/j.gie.2020.03.3757. Epub 2020 Mar 23.
7. Brunaldi VO, Jirapinyo P, Moura DTH, et al. Endoscopic treatment of weight regain folliong Roux-en-Y gastric bypass: a systematic review and meta-analysis. Obes Surg. 2018;28(1):266-76.
8. Jirapinyo P, Kumar N, AlSamman MA, et al. Five-year outcomes of transoral outlet reduction for the treatment of weight regain after Roux-en-Y gastric bypass. Gastrointest Endosc. 2020;91(5):1067-73.
9. Jirapinyo P, Moura DTH, Dong WY. Dose response for argon plasma coagulation in the treatment of weight regain after Roux-en-Y gastric bypass. Gastrointest Endosc. 2020;91(5):1078-84.
10. Moon RC, Galvao Neto M, Zundel N, et al. Efficacy of utilizing argon plasma coagulation for weight regain in Roux-en-Y gastric bypass patients. A multi-center study. Obes Surg. 2018;28:2737-44.
11. Quadros LG, Galvao Neto M, Marchesini JC, et al. Endoscopic argon plasma coagulation vs. multidisciplinary evaluation in the management of weight regain after gastric bypass surgery: a randomized controlled trial with sham group. Obes Surg. 2020;30:1904-16.

7

▶ Flávio Coelho Ferreira

Tratamento Endoscópico da Fístula ou Deiscência Pós-cirurgia Bariátrica com Próteses

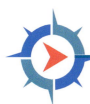

INTRODUÇÃO

Fístulas e deiscências figuram entre as mais graves complicações no pós-operatório de cirurgias bariátricas, independentemente da técnica utilizada, estando associadas a uma importante morbidade e mortalidade. A abordagem clássica envolvia medidas de suporte e intervenções cirúrgicas, estas com sua própria morbidade associada, indicando a necessidade de desenvolvimento de alternativas eficazes e minimamente invasivas para a correção das fístulas.[1-3] Progressivamente, a endoscopia assumiu esse papel através de diversas técnicas com mecanismos de ação distintos, incluindo bloqueio mecânico do orifício fistuloso (próteses, clips, colas/plugs), drenagem interna de coleção infectada (pigtail, septotomia) e alterações na perfusão e reepitelização tecidual (terapia endoscópica a vácuo – EVT).[4-7] Os múltiplos métodos podem ser usados isoladamente, como tratamento primário das fístulas, porém também podem possuir papel complementar entre si ou com outras técnicas (cirurgias, drenagem percutânea) para obter a cura.

Salinas e Fukomoto descreveram o uso de próteses no tratamento de fístulas bariátricas, em 2006 e 2007, obtendo boa resposta, porém encontraram elevada taxa de migração.[8,9] Vários modelos de prótese foram desenvolvidos desde então, no entanto, a taxa de migração continua sendo uma das principais complicações, com incidência variando entre 28% e 30%, segundo revisão sistemática publicada por Okazaki. Nessa mesma publicação foi encontrada eficácia no tratamento primário com uso de próteses de 76,1% em pacientes de Bypass gástrico em Y-de-Roux e 72,8% em casos de gastrectomia vertical. Mais de 82% dos casos eram de pacientes com fístulas agudas e precoces, quadro em que as próteses são classicamente indicadas.[10]

Atualmente são utilizadas próteses esofágicas totalmente recobertas e parcialmente recobertas, além de modelos específicos para anatomia bariátrica pós-gastrectomia vertical, os quais são mais longos e calibrosos, denominados genericamente de "megastents".[3,11] Essas últimas mostravam-se promissoras por terem sido desenvolvidas para melhor adaptação à anatomia pós-cirúrgica, porém também foi encontrada taxa de migração elevada.[12,13] Ainda não há consenso na literatura sobre superioridade de um tipo de prótese em relação às demais, pela grande heterogeneidade dos pacientes, tipos de cirurgia, tempo de evolução da fístula, modelos de próteses disponíveis, tempo de permanência dos dispositivos, além de métodos complementares para reduzir migração, como uso de clips, sutura e técnica de Shim. Em virtude de tantos fatores de confusão, a escolha da prótese torna-se individualizada enquanto não surgem estudos comparativos mais detalhados.[10,14] Independentemente do modelo escolhido, a condução e as técnicas de colocação são muito semelhantes.

PROCEDIMENTO

INDICAÇÕES E CONTRAINDICAÇÕES

O emprego de prótese está indicado no tratamento primário de fístulas agudas (até 7 dias) e precoces (entre 1 e 6 semanas), com elevada taxa de sucesso.[10,15] Em fístulas tardias (6 a 12 semanas) e crônicas (acima de 12 semanas) é comum ocorrer a formação de bloqueio inflamatório mais intenso, associado a fibrose, reduzindo a eficácia das próteses isoladamente. Nesse grupo, particularmente nas crônicas, as próteses são utilizadas em associação a outras técnicas, como terapia a vácuo, septotomia ou uso de pigtail (Figura 7.1 e 7.2).[12,15,16]

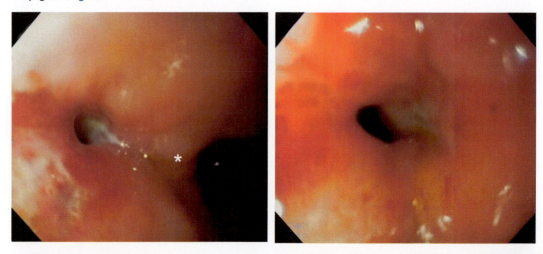

Figura 7.1 Fístula após gastrectomia vertical, sendo evidenciada interrupção da linha de sutura(*).

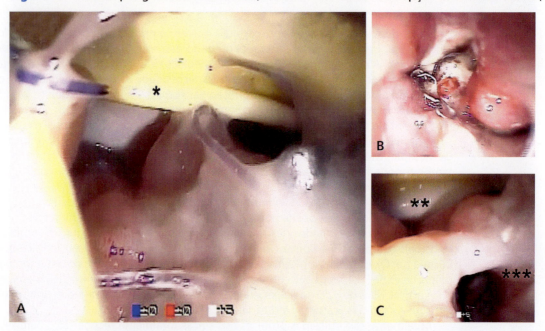

Figura 7.2 Caso de deiscência extensa de anastomose gastrojejunal de Bypass gástrico em Y-de-Roux, sendo evidenciada ampla comunicação do lúmen gástrico(***) com cavidade abdominal(**). É possível identificar a presença de dreno(*) no interior da cavidade abdominal (A e C) e linha de sutura interrompida, expondo grampos cirúrgicos (B).

A colocação de prótese promove o rápido bloqueio da área de vazamento, sendo essencial obter adequada drenagem de coleções intracavitárias, caso presentes, sob risco de agravamento do caso clínico por excluir do trânsito coleções infectadas.[17]

O procedimento está contraindicado em pacientes com instabilidade hemodinâmica e casos de peritonite aguda, em que o tratamento cirúrgico deve ser realizado prontamente para controle da sepse abdominal, não devendo ser protelado para aposição de prótese ou qualquer outro procedimento. Em algumas situações, no entanto, é possível realizar a passagem da prótese imediatamente após a cirurgia, no mesmo ato anestésico, dependendo das condições clínicas do paciente e da anuência da equipe cirúrgica.[18]

Em casos de deiscência extensa, o acesso à alça jejunal (Bypass) ou duodeno (gastrectomia vertical) pode ser difícil, particularmente quando há exacerbado escape de ar para cavidade peritoneal, mantendo o estômago colabado durante o exame. Nessa situação, é possível realizar o procedimento em conjunto com a cirurgia, durante a qual o cirurgião conduz a passagem do fio-guia para o segmento distal, permitindo que a prótese exerça a função de "reconstruir" o trânsito, ao mesmo tempo que se realiza a limpeza da cavidade abdominal.

Tabela 7.1 Indicações e contraindicações do uso de próteses no tratamento de fístulas e deiscências após cirurgia bariátrica.

Indicações	Fístulas agudas e precoces; Fístulas tardias e crônicas*.
Contraindicações	Instabilidade hemodinâmica; Distúrbio de coagulação; Peritonite difusa, choque séptico**; Coleções intracavitárias não drenadas**.

* Indicação individualizada. É observada redução da eficácia nesse grupo de pacientes, particularmente nos casos crônicos em que há fibrose e deformidades anatômicas associadas.
** Contraindicação relativa. A colocação da prótese isoladamente não é eficaz no tratamento de ambas as condições, as quais devem ser submetidas a tratamento específico previamente.

CUIDADOS PRÉ-PROCEDIMENTO

- **Exames pré-procedimento:** Endoscopia digestiva alta e tomografia computadorizada. Estudo radiológico pode auxiliar no diagnóstico de estenoses, desvio de eixo e fístulas complexas (comunicação com outros órgãos – fístulas gastrobrônquicas, gastrocolônicas).
- **Tipo de sedação sugerida:** Intubação orotraqueal. Embora exija mais experiência e atenção, o procedimento também pode ser feito sob sedação profunda com supervisão anestésica.
- **Profilaxia infecciosa:** Não há indicação de profilaxia específica.
- **Anticoagulação:** É necessária a suspensão da anticoagulação pré-procedimento, de acordo com a medicação utilizada, seguindo os *guidelines*.[19]
- **Materiais e equipamentos necessários:** Gastroscópio padrão, fio-guia metálico tipo Savary e prótese metálica autoexpansível. Em geral, são usados marcadores radiopacos externos como clips, seringas ou eletrodos, no entanto é possível realizar injeção submucosa de marcador radiopaco. Os mecanismos de liberação são muito semelhantes, apesar de existirem diversas marcas e modelos, sendo compostos basicamente de um sistema introdutor e uma manopla para promover a liberação da prótese.

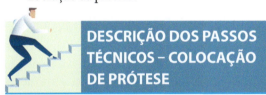

DESCRIÇÃO DOS PASSOS TÉCNICOS – COLOCAÇÃO DE PRÓTESE

- Paciente em posição supina ou em decúbito lateral esquerdo.
- Realização de endoscopia para avaliar outras complicações, como estenose ou desvio de eixo.
- Identificação dos pontos-chave para posicionamento adequado da prótese, anotando a distância entre eles e a arcada dentária superior (após a liberação da prótese não será possível identificar com clareza, dificultando a avaliação de deslocamento ou migração do dispositivo) (Figura 7.3).
  - Transição esofagogástrica.
  - Localização da fístula (em casos de deiscência extensa, anotar início e final da fístula).
  - Anastomose gastrojejunal (Bypass gástrico)/incisura angular e piloro (gastrectomia vertical)

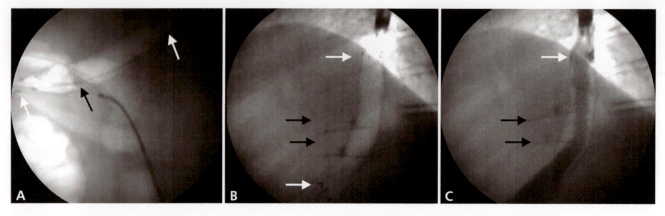

Figura 7.3 Imagens radiológicas de prótese metálica autoexpansível, seus marcadores radiopacos (seta branca) e marcadores radiopacos externos (seta preta). Na imagem C, utilização de contraste para certificar adequado bloqueio do vazamento.

- Posicionamento dos marcadores radiopacos sobre os pontos-chave. Os marcadores externos são extremamente práticos, porém é essencial conferir a sua posição, principalmente quando o paciente está sob sedação (reflexo de tosse, náusea ou movimentação do paciente podem deslocar os marcadores) (Veja Vídeo 1 Colocação de Prótese Sobed e Vídeo 2 Deiscência Extensa Sobed na Parte 2 deste Atlas).
- Passagem do fio-guia metálico o mais distalmente possível, promovendo maior sustentação à passagem da prótese, principalmente em casos de gastrectomia vertical com desvio de eixo acentuado ou estenose.
- Retirada do endoscópio, mantendo-se o fio-guia posicionado.
- Inserção do sistema introdutor da prótese, mantendo-se o fio-guia fixo, para que sua extremidade não seja deslocada nem traumatize/perfure alças.
- Posicionamento do sistema introdutor da prótese entre os marcadores radiopacos externos, cobrindo a região da fístula/deiscência. Em geral, as próteses também possuem marcadores radiopacos em suas extremidades e na região central.
- Antes de liberar a prótese, certificar-se de que a ogiva distal não esteja angulada, causando resistência para liberação da prótese – risco de danificar o material.
- Liberar a prótese de acordo com as instruções do fabricante, sempre sob acompanhamento radiológico. Realizar a liberação gradualmente, em pequenos segmentos, e conferir sua posição em relação aos marcadores, observando se já ultrapassou o "*point of no return*".

Modelo tradicional: O sistema de liberação é composto de uma ogiva distal, uma bainha externa que recobre a prótese e duas manoplas, uma mais próxima da prótese e outra mais próxima do endoscopista. Após o posicionamento do sistema, mantém-se uma manopla fixa, rente ao corpo do endoscopista, enquanto se retrai a outra manopla, retraindo o sistema de liberação e expondo a região distal da prótese, liberando-a gradativamente. Todo o procedimento deve ser realizado conferindo por radioscopia o adequado posicionamento da prótese.

Modelo de liberação automática/pistola: Nesse modelo há um sistema de liberação que se assemelha a uma pistola, contendo marcações detalhando aproximadamente em que ponto a prótese está durante sua liberação, com destaque para o "*point of no return*". A liberação é feita apertando gradualmente o gatilho, sob acompanhamento radiológico. Caso a prótese não esteja na posição adequada, é possível apertar um botão e pressionar o gatilho retrocedendo a prótese dentro do sistema de liberação. Os mesmos passos técnicos sobre posicionamento e liberação devem ser respeitados.

Modelos bariátricos/megastents: Nesses casos a prótese tem objetivo de excluir todo o trânsito gástrico, ficando posicionadas em esôfago médio/distal.

PONTOS DE PERIGO E ARMADILHAS
COMO EVITÁ-LAS

- É crucial conhecer bem a prótese e seu sistema de liberação, pois existem diferenças entre os fabricantes e modelos de prótese, variando a quantidade e localização dos marcadores radiopacos, o grau de encurtamento da prótese e os dispositivos de segurança/travas (podem deslocar a prótese após a liberação caso não sejam removidos). Mesmo que esteja habituado, sempre confira os detalhes para evitar problemas maiores posteriormente.
- *Point of no return*: Na maioria dos modelos é possível "reencapar" e reposicionar a prótese após o início de sua liberação até certo ponto, caso necessá-

rio. Uma vez ultrapassado esse ponto, a prótese não entra mais no sistema introdutor e precisa ser liberada mesmo que não esteja na posição adequada. Tentar reposicionar a prótese após esse ponto pode forçar o sistema de liberação, quebrando-o. Caso a prótese não fique na posição adequada e já tenha passado do *point of no return*, é preferível disparar a prótese e tentar reposicioná-la com pinça de corpo estranho do que forçar o sistema de liberação.

- Assim como nos casos de dilatação, há certa tendência de deslocamento distal da prótese durante sua liberação, embora em menor intensidade. É essencial acompanhar o processo cuidadosamente através de radiologia.
- Durante a liberação da prótese, caso esta comece a ficar numa posição mais distal que a desejada, expondo a fístula, é possível tracionar todo o conjunto proximalmente para corrigir essa falha.
- Não se deve empurrar distalmente a prótese durante sua liberação caso esteja ficando numa posição mais proximal ("alta") que a desejada, pois isso pode traumatizar a alça e potencialmente levar a perfuração. Após a completa liberação, se realmente a prótese não ficar bem posicionada, é possível deslocá-la distalmente utilizando uma pinça de corpo estranho para tracionar o fio de segurança distal. Caso não seja possível, avalie a remoção imediata da prótese e liberação de outra seguindo rigorosamente os passos técnicos supracitados.
- Em alguns casos, particularmente pacientes com estenose ou desvio de eixo importante pós-gastrectomia vertical, pode haver resistência durante a progressão do sistema introdutor da prótese (em geral entre 18Fr e 24Fr), que em geral é superada tracionando um pouco o fio-guia. Caso seja observada resistência exacerbada, recomenda-se dilatar a estenose para permitir o posicionamento da prótese.
- A colocação da prótese promove o bloqueio do vazamento e controle local da fístula, evitando muitas vezes a necessidade de cirurgias. No entanto, é imperativa a avaliação de cada caso para não subestimar gravidade e necessidade eventual de abordagem cirúrgica ou drenagem percutânea, principalmente nas deiscências.

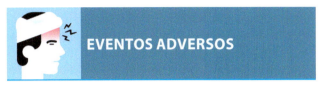

EVENTOS ADVERSOS

Existem variações entre os diferentes tipos de próteses, porém em geral queixas de dor, náusea, vômito, queimor retroesternal são comuns e devem ser manejadas com analgésicos e antieméticos. Nos modelos bariátricos longos (megastents) essas queixas são mais frequentes (dor intensa e vômitos em 97% dos pacientes), levando a maior incidência de remoção precoce por intolerância (11,3%), em comparação com modelos esofágicos (3,4%).[3,18]

Outras complicações incluem sangramento, estenose, formação de úlceras isquêmicas no local de impactação da prótese e perfuração. A taxa de migração é uma das principais complicações e limitações do método, ocorrendo em 19,5% a 30% dos casos (Figura 7.4).[10,18]

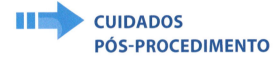

CUIDADOS PÓS-PROCEDIMENTO

- **Procedimento**: Paciente mantido em internamento hospitalar.
- **Pós-operatório**: Queixas álgicas, náusea e vômitos são comuns, sendo importante oferecer suporte adequado, principalmente nas primeiras 48h a 72h. Uso de antieméticos como metoclopramida ou dimenidrinato intercalados com ondansetrona é recomendado. Observar hidratação adequada para evitar agravamento da náusea. Uso de bloqueadores

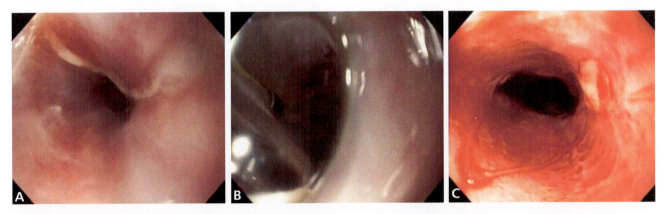

Figura 7.4 Estenose após remoção de prótese esofágica. (A) Estenose intransponível ao endoscópio padrão; (B) Dilatação com balão, sendo evidenciada laceração; (C) Aspecto final pós-dilatação.

de bomba de prótons reduz queixas dispépticas, melhorando a tolerância.
- **Dieta**: Dieta líquida durante dois ou três dias, seguida de dieta pastosa por mesmo período. Posteriormente, progredir dieta conforme aceitação, até sólidos amolecidos.
- **Analgesia**: Sugere-se manter analgesia fixa nas primeiras 72h, pois dor e desconforto retroesternal são comuns, principalmente com os modelos bariátricos longos. Caso necessário, associar opioides como codeína ou tramadol.
- **Profilaxia infecciosa**: Não há indicação de profilaxia específica.
- **Reintrodução da anticoagulação**: Sugere-se aguardar a reintrodução da anticoagulação nos primeiros dois ou três dias após o procedimento, período no qual é comum a ocorrência de vômitos. O endoscopista deve considerar o perfil do paciente e pesar o potencial risco de eventos trombóticos. A conduta deve ser individualizada, seguindo *guidelines*, discutindo com médico assistente e paciente.[19] É necessário suspender os anticoagulantes antes da remoção da prótese.

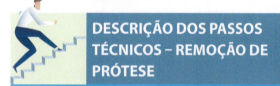

DESCRIÇÃO DOS PASSOS TÉCNICOS – REMOÇÃO DE PRÓTESE

- Preferencialmente, realizar remoção sob anestesia geral, em especial nos modelos esofágicos parcialmente recobertos.
- Paciente em posição supina ou em decúbito lateral esquerdo.
- A remoção pode ser realizada com auxílio de pinças de corpo estranho e alça de polipectomia nos modelos totalmente recobertos e nas próteses bariátricas longas – nesse último caso, com maior dificuldade técnica. A maioria dos modelos conta com um fio de segurança que, ao ser tracionado, leva ao fechamento da extremidade da prótese, facilitando seu deslocamento. A remoção geralmente é realizada através da tração de sua porção proximal, no entanto é possível removê-la tracionando a borda distal, evertendo a prótese (mais traumático) (Figura 7.5).
- Nos modelos parcialmente recobertos, observa-se crescimento tecidual através da porção não recoberta da malha metálica, mantendo a prótese firmemente aderida à mucosa, determinando maior dificuldade para sua remoção. O procedimento habitualmente é laborioso, exigindo maior experiência do endoscopista para promover a ablação do tecido hiperplásico através de aplicação de plasma de argônio. Nesses casos, dispor de diferentes modelos de pinça de corpo estranho pode facilitar o procedimento – pinças tipo dente de rato, jacaré e modelos mistos (mais longas, serrilhadas em seu corpo e com garras em sua extremidade), estas últimas muito utilizadas para remoção de balão intragástrico (Figura 7.6 a 7.8). (🎥 Veja Vídeo 3 Retirada Prótese Sobed na Parte 2 deste Atlas).

Realizar ablação do tecido hiperplásico em ambas as extremidades da prótese com auxílio de plasma de argônio, embora outros acessórios, como alças de polipectomia curtas, possam ser utilizados. O emprego de *caps* facilita a visualização dos limites da prótese e, consequentemente, a remoção do tecido hiperplásico.

Realizar o procedimento com baixa insuflação e periodicamente progredir o aparelho após a borda distal da prótese para aspirar o gás e evitar distensão de alças.

Com auxílio de pinça de corpo estranho, capturar o fio de segurança e tracionar lentamente para checar se a prótese realmente está livre de aderências. Caso não esteja, não tracionar vigorosamente, sob risco de sangramento e ruptura do fio. Realizar o mesmo procedimento em ambas as extremidades da prótese.

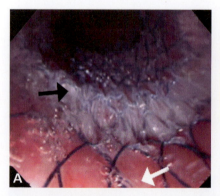
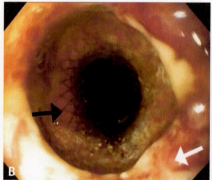
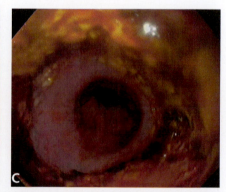

Figura 7.5 Imagens endoscópicas de prótese metálica parcialmente recoberta em três momentos distintos: (A) imediatamente após colocação, (B) durante tentativa de remoção, (C) logo após a remoção do dispositivo. Nas primeiras imagens percebe-se segmento recoberto (seta preta) e descoberto (seta branca) da prótese.

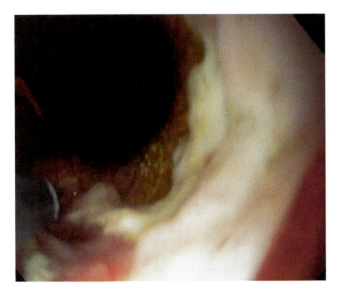

Figura 7.6 Hiperplasia tecidual importante em proximal da prótese, dificultando remoção do dispositivo.

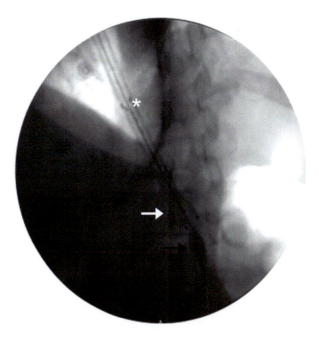

Figura 7.8 Imagem radiológica de prótese esofágica no início de sua liberação, sendo evidenciada a ogiva distal (seta preta), abertura da borda distal da prótese (seta branca) e marcadores radiopacos(*), além de eletrodos sendo utilizados como marcadores radiopacos externos.

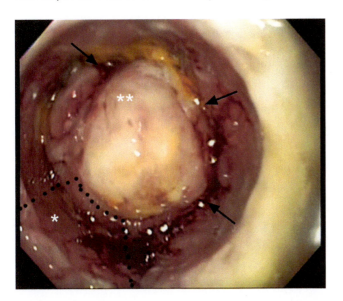

Figura 7.7 Hiperplasia tecidual em borda distal de prótese parcialmente recoberta. Nota-se abaulamento(**) da mucosa duodenal sobre o lúmen da prótese, tecido hiperplásico abundante entre as malhas do dispositivo(*) e o seu limite distal (seta preta).

Depois de se certificar da mobilidade da prótese, tracionar o fio de segurança para removê-la. Caso ocorra ruptura desse fio, utilizar a pinça de corpo estranho na borda da prótese e tracionar ou utilizar alça de polipectomia. Embora não seja essencial, o procedimento é mais fácil com uso de aparelho tipo duplo canal.

Outra opção para a remoção de próteses firmemente aderidas à mucosa é a técnica de *stent-in-stent*, em que uma prótese totalmente recoberta é liberada no interior da primeira, causando isquemia e posterior necrose do tecido hiperplásico. Após duas semanas, ambas as próteses são removidas, de maneira análoga à remoção de próteses totalmente recobertas. Embora seja um método eficaz, há aumento de custos.[20,21]

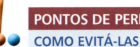

PONTOS DE PERIGO E ARMADILHAS
COMO EVITÁ-LAS

- **Ruptura do fio de segurança:** Realizar tração do fio gradativamente, de maneira lenta, sem exercer pressão súbita ou exacerbada. Para próteses parcialmente recobertas, certificar-se da adequada ablação do tecido hiperplásico antes de tentar remover a prótese – além de romper o fio, pode ocasionar sangramento (Figura 7.9).

- **Danos/fratura da malha da prótese:** Caso a prótese seja tracionada diretamente por sua malha, pode ocorrer quebra/fratura do dispositivo, expondo partes metálicas cortantes de suas bordas, elevando risco de lacerações, sangramento e perfuração. Utilizar um *cap* longo ou *overtubes* para proteger o esôfago nessas situações.

- **Sangramento/broncoaspiração:** Realizar o procedimento sob anestesia geral traz mais segurança ao procedimento, protegendo vias aéreas e possibilitando uso de relaxante muscular, o que facilita a passagem da prótese.

- **Impossibilidade de remover prótese:** Em alguns casos a remoção da prótese torna-se muito difícil e pode não se obter sucesso técnico, seja por sangra-

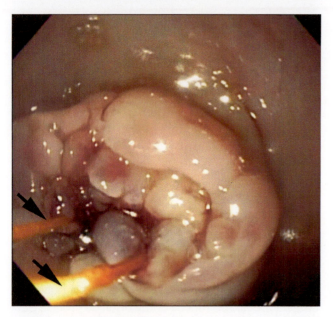

Figura 7.9 Hiperplasia tecidual em margem proximal de prótese parcialmente recoberta, impedindo sua remoção. O dispositivo está sendo tracionado através do fio de segurança (setas pretas).

mento, laceração de mucosa ou outra complicação. Embora possua custo elevado, é possível colocar uma segunda prótese metálica dentro da primeira (*stent-in-stent*), determinando isquemia gradual do tecido hiperplásico, para possibilitar a remoção de ambas após uma a duas semanas.

Pontos-chave

- O emprego de próteses autoexpansíveis é um dos principais métodos de tratamento endoscópico para fístulas e deiscências agudas após cirurgia bariátrica.
- A migração é uma das principais complicações do método, tanto nos modelos esofágicos tradicionais como nos modelos bariátricos.
- Deve-se manter vigilância sobre o paciente para diagnóstico precoce de casos de migração, evitando ao máximo deslocamento distal e perfuração ou potencial procedimento cirúrgico para remoção.
- Em caso de migração, recomenda-se avaliar caso a caso a realização de abordagem cirúrgica para remoção ou a possibilidade de eliminação espontânea.
- Não se deve manter a prótese além do tempo necessário, para evitar migração ou complicações relacionadas à remoção do dispositivo.

REFERÊNCIAS

1. Fernandez AZ, DeMaria EJ, Tichansky DS, Kellum JM, Wolfe LG, Meador J, et al. Experience with over 3,000 open and laparoscopic bariatric procedures: multivariate analysis of factors related to leak and resultant mortality. Surg Endosc. 2004 Feb;18(2):193-7.
2. Smith MD, Patterson E, Wahed AS, Belle SH, Berk PD, Courcoulas AP, et al. NIH Public Access 30-day Mortality after Bariatric Surgery : Independently Bariatric Surgery. 2012;21(11):1687-92.
3. Shehab H, Abdallah E, Gawdat K, Elattar I. Large Bariatric-Specific Stents and Over-the-Scope Clips in the Management of Post-Bariatric Surgery Leaks. Obes Surg. 2018;28(1):15-24.
4. Walsh C, Karmali S. Endoscopic management of bariatric complications : A review and update. 2015;7(5):518-23.
5. Donatelli G, Airinei G, Poupardin E, Tuszynski T, Wind P, Benamouzig R, et al. Double-pigtail stent migration invading the spleen: rare potentially fatal complication of endoscopic internal drainage for sleeve gastrectomy leak. Endoscopy. 2016;48(Suppl 1):E74-5.
6. Campos JM, Ferreira FC, Teixeira AF, Lima JS, Moon RC, D'Assunção MA, et al. Septotomy and Balloon Dilation to Treat Chronic Leak After Sleeve Gastrectomy: Technical Principles. Obes Surg. 2016;26(8).
7. Sena FM, Badurdeen DS, Conrado R, Medeiros DL, Tavares G, Simplicio X, et al. Tu1052 Never Lose suction: modified endoscopic vacuum therapy as primary treatement for acute esophagogastric anastomosis fistulas. Gastrointest Endosc [Internet]. 2018;87(6):AB511. doi: http://dx.doi.org/10.1016/j.gie.2018.04.2111.
8. Salinas A, Baptista A, Santiago E, Antor M, Salinas H. Self-expandable metal stents to treat gastric leaks. Surg Obes Relat Dis. 2006 Sep-Oct;2(5):570-2.
9. Fukumoto R, Orlina J, McGinty J, Teixeira J. Use of Polyflex stents in treatment of acute esophageal and gastric leaks after bariatric surgery. Surg Obes Relat Dis. 2007;3(1):68-71, discussion 71-2.
10. Okazaki O, Bernardo WM, Brunaldi VO, Junior CCDC. Efficacy and Safety of Stents in the Treatment of Fistula After Bariatric Surgery: a Systematic Review and Meta--analysis. 2018 Jun;28(6):1788-96.
11. Basha J, Appasani S, Sinha SK, Siddappa P, Dhaliwal S, Verma RS, Kochhar R. Mega stents: a new option for managenent of leaks following laparoscopic sleeve gastrectomy. Endoscopy. 2014;1(46):49-50.
12. Turiani D, Moura H, Brunaldi VO. Endoscopic vacuum therapy for a large esophageal perforation after bariatric stent placement. VideoGIE [Internet]. 2018;3(11):346-8. doi: https://doi.org/10.1016/j.vgie.2018.08.009.
13. Moura DTH, Moura EGH, Galvão Neto M, Jirapinyo P, Teixeira N, Orso I, et al. Outcomes of a novel bariatric stent in the management of sleeve gastrectomy leaks: a multicenter study. Surg Obes Relat Dis. 2019;15(8):1241-51.

14. Madruga Neto AC, Brunaldi VO, Okazaki O, Santo-Filho MA, Miranda-Neto AA, Anapaz VL, Moura E. Stent migration requiring surgical removal: a serious adverse event after bariatric megastent placement. Endoscopy. 2018;50(12):E344-5.

15. Rosenthal RJ, Sleeve I. International Sleeve Gastrectomy Expert Panel Consensus Statement: best practice guidelines based on experience of 12, 000 cases. SOARD [Internet]. 2012;8(1):8-19. doi: http://dx.doi.org/10.1016/j.soard.2011.10.019.

16. Kumbhari V, Dayyeh BKA. Keeping the fistula open: paradigm shift in the management of leaks after bariatric surgery? Endoscopy [Internet]. 2016;48:789-91. doi: http://dx.doi.org/10.1055/s-0042-113127.

17. Nimeri A, Ibrahim M, Maasher A, Al Hadad M. Management Algorithm for Leaks Following Laparoscopic Sleeve Gastrectomy. Obes Surg. 2016;26(1):21-5.

18. Moon RC, Teixeira AF, Bezerra L, Alhinho HCAW, Campos J, Quadros LG, et al. Management of Bariatric Complications Using Endoscopic Stents: a Multi-Center Study. Obes Surg. 2018;28(12):4034-8.

19. Acosta RD, Abraham NS, Chandrasekhara V, Chathadi KV, Early DS, Eloubeidi MA, et al. The management of antithrombotic agents for patients undergoing GI endoscopy. Gastrointest Endosc [Internet]. 2016;83(1):3-16. doi: http://dx.doi.org/10.1016/j.gie.2015.09.035.

20. Haito-Chavez Y, Kumbhari V, Ngamruengphong S, Moura DTH, El Zein M, Vieira M, et al. Septotomy: An adjunct endoscopic treatment for post-sleeve gastrectomy fistulas. Gastrointestinal Endoscopy. 2016 Feb;83(2):456-7. doi: http://dx.doi.org/10.1016/j.gie.2015.08.065.

21. Bège T, Emungania O, Vitton V, Ah-Soune P, Nocca D, Noël P, et al. An endoscopic strategy for management of anastomotic complications from bariatric surgery: A prospective study. Gastrointest Endosc [Internet]. 2011;73(2):238-44. doi: http://dx.doi.org/10.1016/j.gie.2010.10.010.

▶ Flávio Coelho Ferreira

Tratamento Endoscópico da Fístula ou Deiscência Pós-cirurgia Bariátrica. Técnica de Septotomia

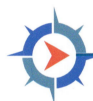

INTRODUÇÃO

A endoscopia possui papel extremamente relevante no manejo de fístulas após cirurgia bariátrica tanto para diagnóstico como para tratamento primário, havendo diversas terapêuticas disponíveis, as quais podem ser utilizadas isoladamente ou como métodos complementares. Diversos fatores influenciam a decisão da terapêutica endoscópica a ser empregada, sejam eles relacionados a características locais do vazamento (diâmetro, localização, comunicação com outros órgãos, presença ou não de bloqueio inflamatório), repercussões clínicas do paciente ou tempo de evolução da fístula, esse último um dos principais norteadores do tratamento. A classificação do tempo de evolução habitualmente segue estudo clássico de Rosenthal: agudas (até sete dias), precoces (entre uma e seis semanas), tardias (entre seis e 12 semanas) e crônicas (acima de 12 semanas).[1-3]

Durante a evolução da fístula, nota-se a formação fisiológica de um bloqueio inflamatório ao redor da área de vazamento, que em geral é eficaz em reduzir o grau de contaminação, porém promove bloqueio efetivo, levando a cronificação da fístula. Esse processo inflamatório é acompanhado por fibrose e consequente deformidade anatômica com a formação de uma cavidade perigástrica adjacente. Nesse cenário observamos redução da efetividade de alguns métodos, como as próteses, que, apesar de promoverem o bloqueio do vazamento, não são capazes de remodelar essas deformidades anatômicas, levando a persistência da fístula ou recidiva (Figuras 8.1 e 8.2).[4-6]

A septotomia consiste em um método de drenagem interna que possibilita a unificação da cavidade perigástrica com o lúmen gástrico através da secção do septo que separa ambas as cavidades. Habitualmente o procedimento é realizado em associação à dilatação pneumática, a qual auxilia na ruptura da fibrose e promove tratamento de fatores associados à recidiva, como estenose e desvio de eixo, principalmente em casos de gastrectomia vertical.[5,7,8] Publicação recente sugere que a dilatação sistemática associada a septotomia possui potencial de reduzir o número de sessões, embora seja estudo retrospectivo com pequena casuística (Figuras 8.3 e 8.4).[9]

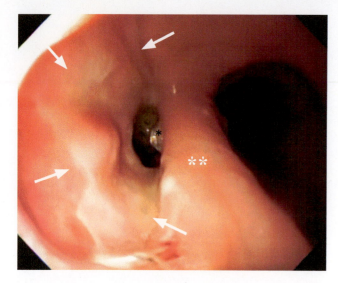

Figura 8.1 Fístula crônica após gastrectomia vertical com formação de cavidade perigástrica (setas brancas), a qual é separada do lúmen gástrico por septo fibroso(**). É possível observar grampos cirúrgicos(*) na região do septo, além da presença de secreção purulenta na cavidade perigástrica

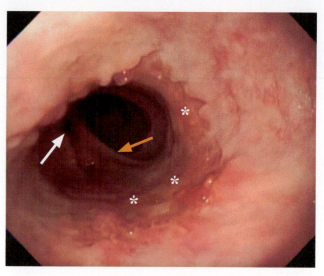

Figura 8.2 Visão endoscópica panorâmica da fístula mostrada na imagem anterior (seta branca) e septo fibroso (seta laranja). Em esôfago distal presença de retrações cicatriciais(*) de uma prótese metálica

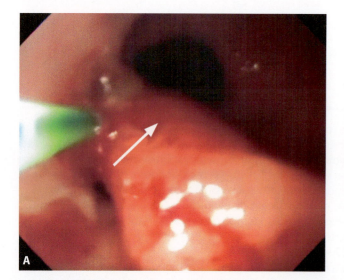

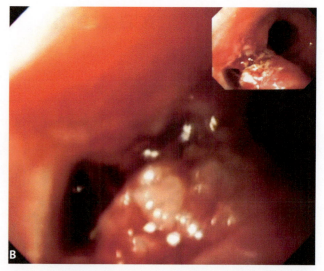

Figura 8.3 (A) Estilete sendo utilizado para realizar septotomia, sendo indicada a direção ideal para realização das incisões (seta branca); (B) Imagem do término da septotomia, sendo evidenciada área cruenta

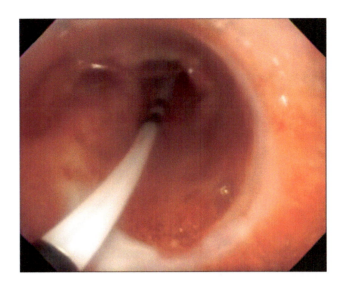

Figura 8.4 Imagem de dilatação pneumática realizada imediatamente após o término da septotomia

PROCEDIMENTO

INDICAÇÕES E CONTRAINDICAÇÕES

A septotomia é indicada como terapêutica inicial em fístulas tardias e crônicas e também como método complementar de tratamento na falha de outras terapias endoscópicas, como próteses. Para a realização do procedimento é essencial que sejam encontradas as seguintes deformidades anatômicas: formação de cavidade perigástrica e presença de septo entre o lúmen do órgão e essa cavidade. Em geral essas alterações são encontradas em casos tardios e crônicos, no entanto podem ser observadas em alguns casos precoces*.[4,7,10–12]

O procedimento está contraindicado em casos agudos, uma vez que não se observa fibrose associada a bloqueio inflamatório, havendo risco aumentado de romper esse bloqueio, agravando a contaminação cavitária e o quadro clínico do paciente.[6,13,14]

Tabela 8.1 Indicações e contraindicações da septotomia no tratamento de fístulas e deiscências após cirurgia bariátrica.

Indicações	Fístulas tardias ou crônicas
Contraindicações	Fístulas agudas e precoces*
	Fístulas que não possuam cavidade perigástrica associada

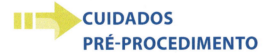

CUIDADOS PRÉ-PROCEDIMENTO

- **Exames pré-procedimento**: Endoscopia digestiva alta e estudo radiológico contrastado. Tomografia computadorizada traz informações adicionais sobre abscessos cavitários, os quais podem requerer tratamento específico, como drenagem ou cirurgia.
- **Tipo de sedação sugerida**: Sedação profunda com supervisão anestésica ou intubação orotraqueal. Em geral o procedimento é realizado ambulatorialmente, sendo realizado frequentemente sob sedação.
- **Profilaxia infecciosa**: Não é necessária.
- **Anticoagulação**: É necessária a suspensão da anticoagulação antes do procedimento, de acordo com a medicação utilizada, seguindo os *guidelines*.[15]
- **Materiais e equipamentos necessários**: Gastroscópio padrão. Caso disponível, utilizar insuflação com dióxido de carbono (CO_2). O uso de radioscopia pode trazer informações adicionais para avaliação tanto da

cavidade perigástrica como da dilatação, no entanto habitualmente não é necessária.
- **Septotomia**: Cateter de argônio *ou* estilete convencional *ou* acessórios de dissecção submucosa (ESD).
- **Dilatação**: Balão pneumático de 30 mm e fio-guia metálico de Savary (gastrectomia vertical, duodenal switch) ou balão hidrostático de 20 mm (Bypass gástrico em Y-de-Roux).

É necessário ter disponíveis no setor acessórios para hemostasia, como cateter de esclerose, clips, plasma de argônio etc.

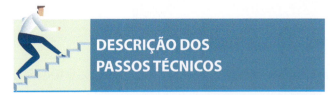

DESCRIÇÃO DOS PASSOS TÉCNICOS

1. Paciente em decúbito lateral esquerdo ou posição supina.
2. Lavar a cavidade perigástrica com água ou solução salina para remover *debris* e facilitar a identificação adequada da base da cavidade perigástrica, do septo e da região onde a linha de sutura foi interrompida.
3. Avaliar e tracionar drenos ou sondas que possam estar dentro da cavidade perigástrica ou muito próximas a ela, causando isquemia local e perpetuando a fístula.
4. Realizar incisões sequenciais sobre o septo em direção ao lúmen gástrico com auxílio do acessório de preferência do endoscopista, limitando a profundidade total da incisão até 10 mm, sem ultrapassar a base da cavidade perigástrica. A maioria dos acessórios pode ser utilizada mantendo corrente de corte e coagulação entre 45-70 W. Posicionar o aparelho para manter o septo na posição de seis horas torna o procedimento mais fácil (Veja Vídeo 1, Septomia na Parte 2 deste Atlas).

a) **Utilizando estilete/papilótomo de ponta:** As incisões podem ser feitas posicionando o acessório em um lado do septo e lentamente tracionando/deslizando-o sobre ele com auxílio do cautério, fazendo uma secção gradual. É um método mais rápido e bastante seguro, principalmente na presença de fibrose intensa (Figura 8.5).

b) **Utilizando plasma de argônio:** As incisões podem ser realizadas de forma análoga ao procedimento com estilete, deslizando o cateter sobre o septo enquanto se usa a corrente elétrica, porém sem exercer muita pressão, para evitar que o acessório fique aderido à mucosa e não seja danificado. Alternativamente, a secção pode ser realizada em uma posição mais estática, pressionando levemente o cateter de argônio sobre o septo para então acionar o cautério, afastando o cateter em seguida, repetidas vezes.

c) **Acessórios de dissecção submucosa:** Não são necessários e aumentam os custos, porém podem facilitar o procedimento e torná-lo mais rápido através de melhor ancoragem (tipo gancho), por permitirem realização de hemostasia sem necessidade de trocar acessório. A utilização de *caps* pode facilitar as incisões, porém deve-se manter atenção para não pressionar demasiadamente a área cruenta e levar a sangramento (Veja Vídeo 2, Septomia na Parte 2 deste Atlas).

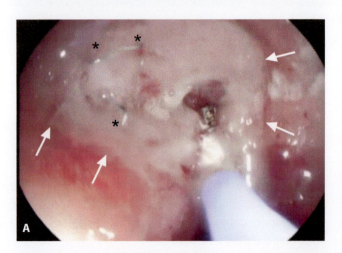
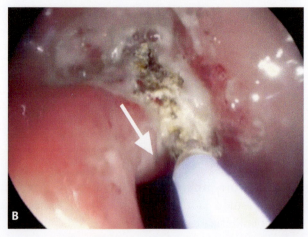

Figura 8.5 (A) Cateter de argônio realizando septotomia, sendo evidenciada cavidade perigástrica (setas) e linha de grampo interrompida(*); (B) Cateter de argônio localizado aproximadamente na posição de 6h para facilitar septotomia – seta branca mostrando direção adequada para realização das incisões

5. Direcionar as incisões sobre a linha de grampeamento, evitando a parede anterior para reduzir risco de sangramento e perfuração (Figura 8.6).
6. Durante o procedimento, realizar intervalos para aspirar gás no duodeno, evitando distensão abdominal, náusea e dor.
7. Ao término da septotomia, proceder dilatação com balão pneumático 30 mm (10-15psi) (gastrectomia vertical e duodenal switch) ou hidrostático de 20 mm (Bypass gástrico em Y-de-Roux).
8. Realizar endoscopia de controle após duas a quatro semanas e repetir o procedimento, se necessário.

PONTOS DE PERIGO E ARMADILHAS
COMO EVITÁ-LAS

- Posicionar o acessório na região da cavidade perigástrica e realizar as incisões em direção ao lúmen gástrico, cortando gradativamente o septo traz mais segurança para evitar perfuração, visto que a cavidade perigástrica é composta de um bloqueio inflamatório, sendo mais frágil que a parede gástrica íntegra (Figuras 8.7 e 8.8).
- Deve-se evitar aprofundar muito as incisões em uma única sessão, para prevenir sangramento. Sempre realizar o procedimento tendo à disposição material suficiente para promover hemostasia.
- O plasma de argônio torna a secção do septo mais demorada, porém possui maior poder hemostático, sendo muito útil em casos em que há padrão inflamatório acentuado, mais frequente em fístulas com menor tempo de evolução.
- Manter cautela para não seccionar o septo além da base da cavidade perigástrica.

Eventos adversos

Podem ocorrer náuseas, vômitos e dor abdominal, principalmente se o procedimento for realizado sem utilizar insuflação com CO_2. Entre os eventos adversos mais severos cita-se hemorragia (3% a 3,7%) e perfuração.[5,6,10]

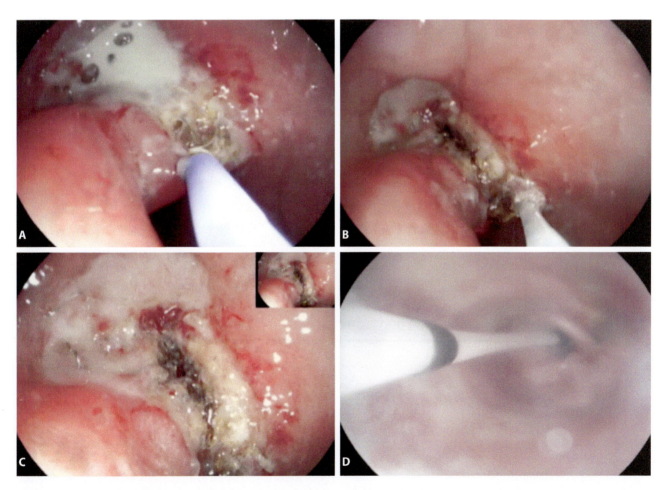

Figura 8.6 (A) Secreção purulenta drenando por orifício fistuloso, cateter de argônio sendo utilizado para iniciar procedimento; (B) Septotomia realizada com estilete; (C) Aspecto do procedimento; (D) Imagem endoscópica da dilatação pneumática do estômago

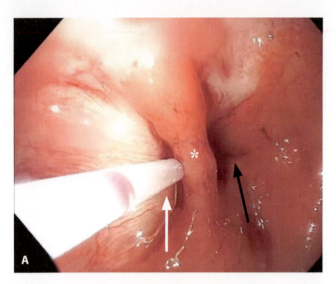 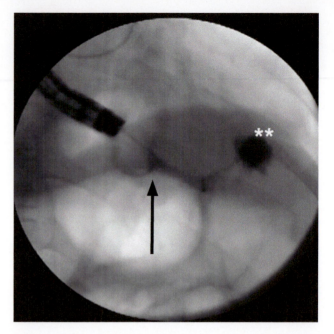

Figura 8.7 (A) Fístula crônica refratária a múltiplos tratamentos, sendo evidenciado septo fibroso(*), lúmen gástrico (seta preta) e cavidade perigástrica (seta escura) com cateter em seu interior; (B) Imagem radiológica da cavidade perigástrica, com a seta escura evidenciando a área de entrada do cateter, região distal da cavidade preenchida por contraste(**)

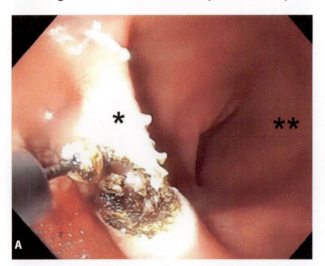 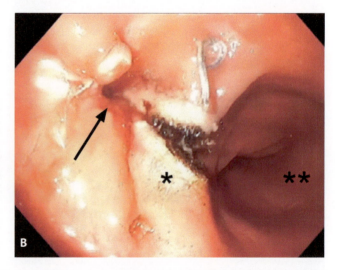

Figura 8.8 (A) Incisão sendo realizada no septo fibroso(*) com acessório de dissecção submucosa (it-knife); (B) Cavidade perigástrica contendo orifício fistuloso (seta escura), o qual é separado do lúmen gástrico(**) por septo fibroso(*).

CUIDADOS PÓS-PROCEDIMENTO

- **Procedimento**: Habitualmente é realizado via ambulatorial, não havendo necessidade de internação. Controle endoscópico por um período de duas a quatro semanas.
- **Dieta**: Manter dieta líquida por 24h e posteriormente dieta habitual.
- **Analgesia**: Recomenda-se utilização de analgésicos habituais e antieméticos no primeiro dia do procedimento.
- **Profilaxia infecciosa**: Não é recomendado uso de antibióticos.
- **Reintrodução da anticoagulação**: Sugere-se aguardar a reintrodução da anticoagulação nas primeiras 24h. O endoscopista deve considerar o perfil do paciente e pesar o potencial risco de eventos trombóticos. A con-

duta deve ser individualizada, seguindo *guidelines*, discutindo com médico assistente e paciente.[15]

Pontos-chave

- Septotomia possui papel no tratamento primário de fístulas tardias e crônicas ou como terapia de resgate após falha de outros métodos.
- Associado a dilatação com balão.
- Método eficaz, no entanto requer múltiplas sessões.
- Principais riscos: sangramento e perfuração.
- Realizado habitualmente em caráter ambulatorial.

REFERÊNCIAS

1. Rosenthal RJ, Sleeve I. International Sleeve Gastrectomy Expert Panel Consensus Statement : best practice guidelines based on experience of 12 , 000 cases. SOARD. 2012;8(1):8–19.
2. Nimeri A, Ibrahim M, Maasher A, Al Hadad M. Management Algorithm for Leaks Following Laparoscopic Sleeve Gastrectomy. Obes Surg. 2016;26(1):21–5.
3. Kumbhari V, Dayyeh BKA. Keeping the fistula open: paradigm shift in the management of leaks after bariatric surgery? Endoscopy. 2016;48:789–91.
4. Campos JM, Pereira EF, Evangelista LF, Siqueira L, Neto MG, Dib V, et al. Gastrobronchial fistula after sleeve gastrectomy and gastric bypass: Endoscopic management and prevention. Obes Surg. 2011;21(10):1520–9.
5. Mahadev S, Kumbhari V, Campos JM, Galvao Neto M, Khashab MA, Chavez YH, et al. Endoscopic septotomy: an effective approach for internal drainage of sleeve gastrectomy-associated collections. Endoscopy. 2016;(February).
6. Shnell M, Gluck N, Abu-Abeid S, Santo E, Fishman S. Use of endoscopic septotomy for the treatment of late staple-line leaks after laparoscopic sleeve gastrectomy. Endoscopy. 2017;49(1):59–63.
7. Campos JM, Ferreira FC, Teixeira AF, Lima JS, Moon RC, D'Assunção MA, et al. Septotomy and Balloon Dilation to Treat Chronic Leak After Sleeve Gastrectomy: Technical Principles. Obes Surg. 2016;26(8).
8. Henrique J, Lima F De, Felício De Lima JH. Endoscopic treatment of post vertical gastrectomy fistula: septotomy associated with air expansion of incisura angularis. ABCD Arq Bras Cir Dig. 2014;27(3):80–3.
9. Diaz R, Welsh LK, Perez JE, Narvaez A, Davalos G, Portenier D, et al. Endoscopic septotomy as a treatment for leaks after sleeve gastrectomy. Endosc Int Open. 2020;08(01):E70–5.
10. Baretta G, Campos J, Correia S, Alhinho H, Marchesini JB, Lima JH, et al. Bariatric postoperative fistula: a life-saving endoscopic procedure. Surg Endosc. 2015 Oct;29(7):1714–20.
11. de Moura DTH, de Moura EGH, Neto MG, Jirapinyo P, Teixeira N, Orso I, et al. Outcomes of a novel bariatric stent in the management of sleeve gastrectomy leaks: a multicenter study. Surg Obes Relat Dis. 2019;15(8):1241–51.
12. de Moura DTH, Sachdev AH, Thompson CC. Endoscopic Full-Thickness Defects and Closure Techniques. Curr Treat Options Gastroenterol. 2018;16(4):386–405.
13. Rodrigues-Pinto E, Repici A, Donatelli G, Macedo G, Devière J, van Hooft JE, et al. International multicenter expert survey on endoscopic treatment of upper gastrointestinal anastomotic leaks. Endosc Int Open. 2019;07(12):E1671–82.
14. Angrisani L. Endoscopic Septotomy for the Treatment of Sleeve Gastrectomy Fistula : Timing and Indications. 2017;11–2.
15. Acosta RD, Abraham NS, Chandrasekhara V, Chathadi K V., Early DS, Eloubeidi MA, et al. The management of antithrombotic agents for patients undergoing GI endoscopy. Gastrointest Endosc. 2016;83(1):3–16.

9

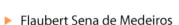

▶ Flaubert Sena de Medeiros

Tratamento endoscópico da fístula ou deiscência pós-cirurgia bariátrica. Técnica de Vacuoterapia e Drenagem por Pigtail

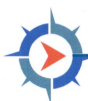

INTRODUÇÃO

A cirurgia bariátrica está aumentando em popularidade, e isso se deve em grande parte à sua segurança e aos enormes benefícios para pacientes obesos e metabólicos.[1] As complicações cirúrgicas após a cirurgia bariátrica permanecem desafiadoras, principalmente o manejo de vazamentos na linha de grampos, que ocorrem em 1% a 2% dos casos.[2]

As opções de tratamento endoscópico das fístulas e deiscências variam amplamente e, atualmente, não há consenso sobre a abordagem ideal para gerenciamento dessas ocorrências.[3] Tradicionalmente, a endoscopia focava no fechamento da abertura das deiscências com a colocação de stents metálicos autoexpansíveis (SEMS) totalmente cobertos e/ou clipes,[4,5] mas uma nova corrente advoga deixar a fístula aberta internamente.[6]

O princípio da Vacuoterapia e do duplo pigtail é deixar a cavidade fistulosa aberta para o lúmen gástrico, levando a uma drenagem ativa (com micro e macrodeformação), no caso da terapia a vácuo, ou mesmo uma drenagem passiva com o duplo pigtail (realizando a drenagem contínua do efluente da fístula para a câmara gástrica).[7-9] Publicações científicas recentes mostraram que os mecanismos de drenagem interna da fístula podem não apenas ser mais eficazes que o seu fechamento, mas também podem levar a um maior custo-benefício do que a colocação de SEMS totalmente coberto.[10]

PROCEDIMENTO

INDICAÇÕES E CONTRAINDICAÇÕES

A terapia endoscópica a vácuo tem uma ampla gama de indicações nas fístulas e/ou deiscências agudas ou tardias decorrentes de cirurgias bariátricas.[11-13] O duplo pigtail tem grande uso em fístulas e/ou deiscências que apresentem bloqueio perigástrico, atuando como tutores para induzir uma reepitelização e orientar a cicatrização da fístula.[14,15]

CUIDADOS PRÉ-PROCEDIMENTO

Exames pré-procedimento: Os exames pré-procedimento necessários para realização da Vacuoterapia ou duplo pigtail stent (DPS) são o hemograma, PCR, ureia, creatinina, dosagem de eletrólitos e principalmente a tomografia (TC) com duplo contraste, para estudo da anatomia da fístula e verificação de possíveis coleções peritoneais adjacentes (Figura 9.1).

Tipo de sedação sugerida: Intubação orotraqueal ou sedação profunda

- **Profilaxia infecciosa:** Antibioticoterapia de amplo espectro, sendo sugerido Cefepime com Metronidazol para os quadros de fístulas agudas. No caso de fístulas crônicas com trajetos definidos sem coleções adjacentes, somente antibioticoprofilaxia com Cefoxitina.
- **Anticoagulação:** Recomenda-se a anticoagulação pré-procedimento, a ser realizada em consonância com a equipe prescritora, não havendo necessidade de suspendê-la.

Materiais e equipamentos necessários

- **Vacuoterapia:** Gastroscópio Standard, fio-guia hidrofílico 0,035 (Figura 9.2), sonda nasogástrica número 14 ou 16 (Figura 9.3), gaze cortada ao meio, plástico adesivo de poliuretano (usado em curativos cirúrgicos). O sistema de Vacuoterapia utilizado pode ser o aparelho portátil de vácuo ou um conectado à rede de vácuo do hospital usando um Jelco número 20, funcionando com "suspiro" (Figuras 9.4 e 9.5). A pressão deve ser mantida em -125 mmHg contínua (Veja Vídeo 1: Montagem da sonda de vácuo modificada, na Parte II deste Atlas). Para casos de *vácuo endoluminal*, é possível lançar mão de uma sonda específica com duas vias (uma para aspiração e outra para nutrição), de modo que em um só dispositivo tem-se o vácuo e a nutrição (Figura 9.6 e Veja Vídeo 2: Montagem do sistema de vácuo e nutrição em única sonda (trelumina), na Parte II deste Atlas).
- **Duplo pigtail:** Gastroscópio Standard, fio-guia hidrofílico 0,035, cateter duplo pigtail de 7 FR com sistema empurrador de prótese (Figura 9.7).

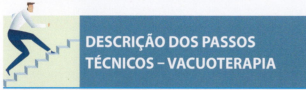

DESCRIÇÃO DOS PASSOS TÉCNICOS – VACUOTERAPIA

1. Paciente em decúbito lateral esquerdo ou decúbito dorsal.
2. Passagem do gastroscópio com baixo fluxo de insuflação (com CO_2) ou sob imersão de água (underwater) com insuflação desligada (Veja Vídeo 3: Endoscopia com imersão em água para fístula, na Parte II deste Atlas).
3. Identificação da área acometida pela descontinuidade transmural, com entrada na cavidade fistulosa e lavagem com solução salina morna (Figura 9.8).
4. Passagem do fio-guia hidrofílico no interior da cavidade.
5. Retirada do gastroscópio.
6. Confecção da sonda de Vacuoterapia, conforme anatomia da fístula.
7. Passagem da sonda sobre o fio-guia com acompanhamento endoscópico e alocação da sonda no interior da cavidade (Figura 9.9).
8. Transferência do fio-guia da cavidade oral para narina (Figura 9.10 e Veja Vídeos 4: Detalhe da passagem e transferência da sonda da boca para narina e Vídeo 5: Detalhe da passagem e transferência da sonda da boca para narina, na Parte II deste Atlas).
9. Acionamento do vácuo a 125 mmHg antes da retirada do endoscópio, a fim de evitar o deslocamento proximal da sonda.
10. Fixação da sonda na narina com curativo específico.

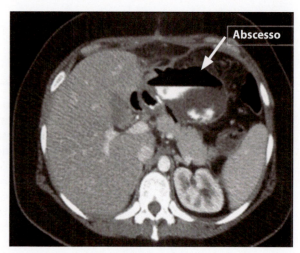

Figura 9.1

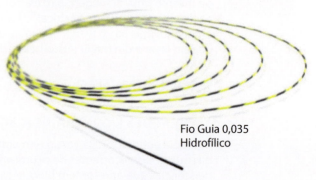

Fio Guia 0,035 Hidrofílico

Figura 9.2

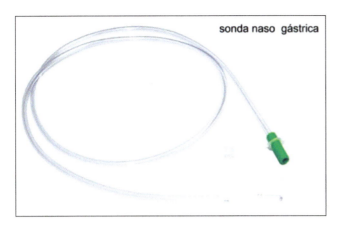

Figura 9.3

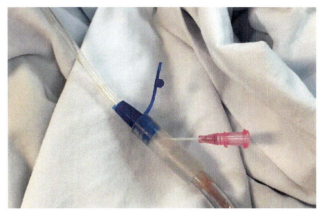

Figura 9.4

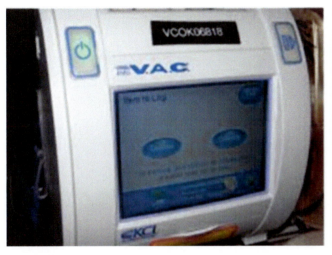

Figura 9.5 Sistema de Aspiração.

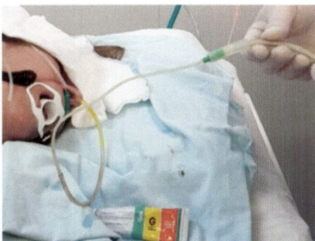

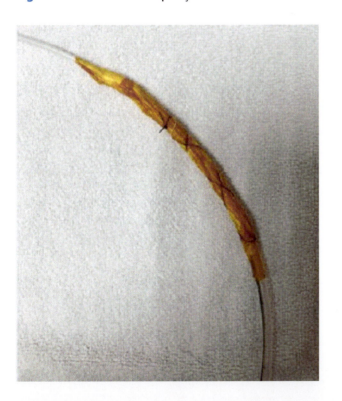

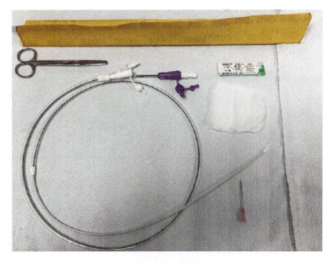

Figura 9.6

CAPÍTULO 9　　Tratamento Endoscópico da Fístula ou Deiscência Pós-cirurgia Bariátrica..　89

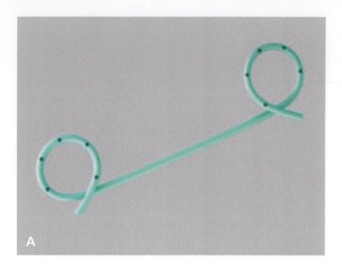
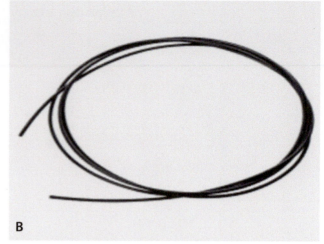

Figura 9.7 (A) Cateter duplo pigtail. (B) Empurrador de prótese.

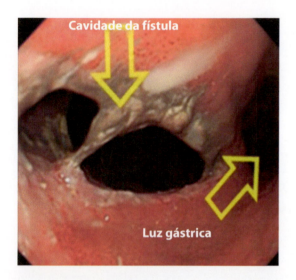

Figura 9.8

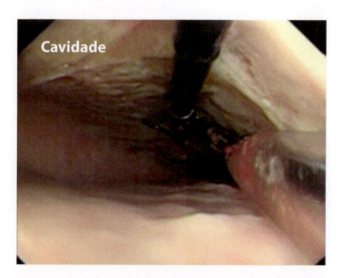

Figura 9.9

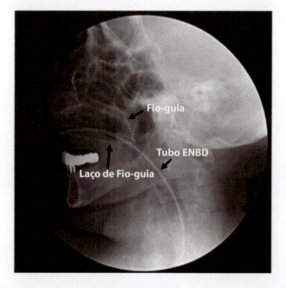

Figura 9.10

Passagem do Duplo *Pigtail Stent* (DPS)

1. Paciente em decúbito lateral esquerdo ou decúbito dorsal.
2. Passagem do gastroscópio com baixo fluxo de insuflação (com CO_2) ou sob imersão de água (underwater) com insuflação desligada.
3. Identificação da área acometida pela descontinuidade transmural, com entrada na cavidade fistulosa e lavagem com solução salina morna.
4. Passagem do fio-guia hidrofílico no interior da cavidade.
5. Passagem do pigtail de 7 Fr através do canal de trabalho do aparelho com cateter empurrador de prótese.

OBSERVAÇÃO 1

Normalmente são passados dois DPS de 7 Fr, para facilitar a drenagem no interior e entre os stents (Figura 9.11).

OBSERVAÇÃO 2

Quando temos uma grande cavidade bloqueada, usamos um single pigtail stent de 12 Fr de PTFE (usado nos kits de nefrostomia), introduzido pela técnica de "Backpack" (mochila) (Figura 9.12 e Veja Vídeo 6: Uso do Monopigtail de PTFE 12 FR (usado no Kit de Nefrostomia Percutânea, na Parte II deste Atlas).

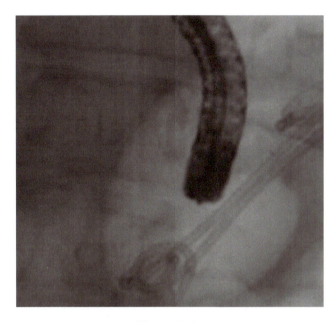

Figura 9.11

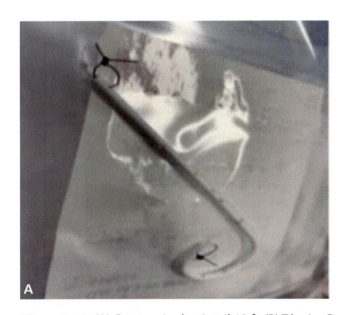
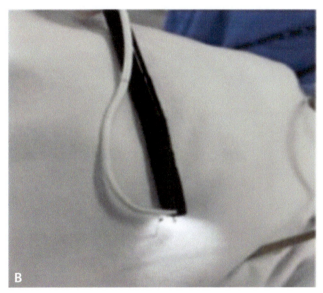

Figura 9.12 (A) Cateter single pigtail 12 fr. (B) Técnica Backpack.

PONTOS DE PERIGO E ARMADILHAS
COMO EVITÁ-LAS

6. Deve-se evitar o desbloqueio da fístula e consequente pneumoperitônio, levando a peritonite difusa, através do uso de insuflação com baixo fluxo de CO_2 ou realização de endoscopia com imersão de água (underwater) (Figura 9.12).

7. Fístulas com orifícios pequenos e coleções perigástricas devem ser dilatadas com balão TTS, para que o endoscópio entre na cavidade e facilite uma ampla drenagem do conteúdo.

8. Observar distorções anatômicas associadas, como torções e estenoses distais à fístula. A não correção impede o fechamento da fístula (Figura 9.13).

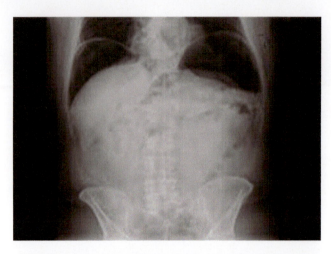

Figura 9.13

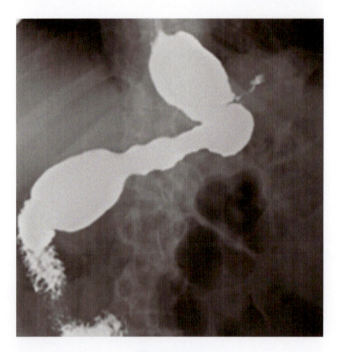

Figura 9.14

▶ CUIDADOS PÓS-PROCEDIMENTO

1. Observar o funcionamento do sistema de vácuo, evitando a sua obstrução. Nesse caso, lavar com 20 mL de solução salina.
2. A dieta deve ser preferencialmente por via enteral nos casos de deiscência aguda, porém líquidos claros podem ser introduzidos no dia seguinte para pacientes em vigência da terapia endoscópica a vácuo, mesmo nas fístulas agudas.
3. Na Vacuoterapia realizamos a troca do sistema a cada sete dias (no sistema padronizado de vácuo modificado), reavaliando a cavidade quanto ao tecido de granulação da cavidade.[16]
4. No DPS o sistema permanece no local por vários meses (três a seis meses), para drenagem a longo prazo. Na ausência de manifestações clínicas e/ou radiológicas adversas, não é necessário trocar sistematicamente o DPS.
5. Muito importante a equipe de endoscopia trabalhar conjuntamente com a de cirurgia para esse seguimento.

REFERÊNCIAS

1. O'Brien PE, Hindle A, Brennan L, Skinner S, Burton P, Smith A, et al. Long-term outcomes after bariatric surgery: a systematic review and meta-analysis of weight loss at 10 or more years for all bariatric procedures and a single-centre review of 20-year outcomes after adjustable gastric banding. Obes Surg. 2019;29(1):3-14.
2. Galvão Neto M, Silva LB, Quadros LG, Campos JM. Endoscopic Interventions for Complications in Bariatric Surgery. In: Camacho D, Zundel N, editors. Complications in Bariatric Surgery. Cham: Springer International Publishing; 2018. p.179-91.
3. Rebibo L, Hakim S, Brazier F, Dhahri A, Cosse C, Regimbeau J-M. New endoscopic technique for the treatment of large gastric fistula or gastric stenosis associated with gastric leaks after sleeve gastrectomy. Surg Obes Relat Dis. 2016 Sep;12(8):1577-84.
4. Murino A, Arvanitakis M, Moine OLE, Blero D, Deviere JM, Eisendrath P. Sa1541 Effectiveness of Endoscopic Management Using Self-Expandable Metal Stents in a Large Cohort of Patients With Post-Bariatric Leaks. Gastrointest Endosc. 2014 May 1;79(5):AB249.
5. Moura DTH, Moura EGH, Galvão Neto M, Jirapinyo P, Teixeira N, Orso I, et al. Outcomes of a novel bariatric stent in the management of sleeve gastrectomy leaks: a multicenter study. Surg Obes Relat Dis. 2019 Aug 1;15(8):1241-51.
6. Kumbhari V, Abu Dayyeh BK. Keeping the fistula open: paradigm shift in the management of leaks after bariatric surgery? Endoscopy. 2016 Sep;48(9):789-91.
7. Archid R, Wichmann D, Klingert W, Nadiradze G, Hönes F, Archid N, et al. Endoscopic Vacuum Therapy for Staple Line Leaks after Sleeve Gastrectomy. Obes Surg. 2020 Apr;30(4):1310-5.
8. Singh RR, Nussbaum JS, Kumta NA. Endoscopic management of perforations, leaks and fistulas. Transl Gastroenterol Hepatol. 2018 Oct 31;3:85.
9. Soufron J. Leak or fistula after sleeve gastrectomy: treatment with pigtail drain by the rendezvous technique. Obes Surg. 2015 Oct;25(10):1979-80.
10. Gonzalez JM, Lorenzo D, Guilbaud T, Bège T, Barthet M. Internal endoscopic drainage as first line or second line treatment in case of postsleeve gastrectomy fistulas. Endosc Int Open. 2018 Jun;6(6):E745-50.
11. Moura DTH, Moura BFBH, Manfredi MA, Hathorn KE, Bazarbashi AN, Ribeiro IB, et al. Role of endoscopic

vacuum therapy in the management of gastrointestinal transmural defects. World J Gastrointest Endosc. 2019 May 16;11(5):329-44.

12. Loske G, Schorsch T, Rucktaeschel F, Schulze W, Riefel B, van Ackeren V, et al. Open-pore film drainage (OFD): a new multipurpose tool for endoscopic negative pressure therapy (ENPT). Endosc Int Open. 2018 Jul;6(7):E865-71.

13. Walsh LT, Loloi J, Manzo CE, Mathew A, Maranki J, Dye CE, et al. Successful treatment of large cavity esophageal disruptions with transluminal washout and endoscopic vacuum therapy: a report of two cases. Ther Adv Gastrointest Endosc. 2019 Jan;12:2631774519860300.

14. Donatelli G, Dumont J-L, Dhumane P, Dritsas S, Tuszynski T, Vergeau BM, et al. Double Pigtail Stent Insertion for healing of leaks following Roux-en-Y Gastric Bypass. Our experience (with videos). Obes Surg. 2017 Feb;27(2):530-5.

15. Bouchard S, Eisendrath P, Toussaint E, Le Moine O, Lemmers A, Arvanitakis M, et al. Trans-fistulary endoscopic drainage for post-bariatric abdominal collections communicating with the upper gastrointestinal tract. Endoscopy. 2016 Sep;48(9):809-16.

16. Sena FM, Badurdeen DS, Lorena Medeiros RC, Simplicio GTX, Khashab MA, Kalloo AN, et al. Tu1052 Never lose suction: modified endoscopic vacuum therapy as primary treatment for acute esophagogastric anastomosis fistulas. Gastrointest Endosc. 2018;87(6):AB511-2.

10

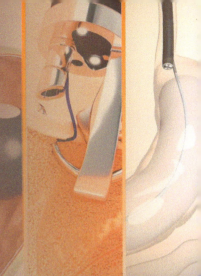

- Diogo Turiani Hourneaux de Moura
- Christopher C. Thompson
- Eduardo Guimarães Hourneaux de Moura

Tratamento Endoscópico da Fístula Crônica Pós-cirurgia Bariátrica. Técnica com o Uso do Oclusor Cardíaco

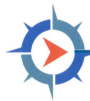

INTRODUÇÃO

As fístulas são definidas como comunicação entre dois órgãos, podendo ser classificadas como interna (comunicação entre dois órgãos internos) e externa (comunicação entre um órgão interno e a pele). As fístulas crônicas apresentam trajeto epitelizado, tornando o tratamento endoscópico desafiador. Diversas técnicas endoscópicas podem ser empregadas, entretanto, taxas de sucesso variáveis e a frequente necessidade de múltiplas abordagens, incentiva a investigação de novos dispositivos.[1-3]

O oclusor cardíaco (*Cardiac Septal Defect Occluder*) (Figura 10.1) foi desenvolvido e é habitualmente utilizado no tratamento de defeitos cardíacos (comunicação interatrial tipo *ostium secundum* (CIA OS), fechamento de forame oval patente e oclusão de apêndice atrial esquerdo) com elevada taxa de sucesso.[4] Trata-se de uma prótese constituída por liga metálica de nitinol (55% níquel e 45% titânio) composta de dois discos interligados por uma cintura em corpo único ("formato de ampulheta/carretel"), sendo auto-expansível e autocentrável, com propriedade de "memorização da forma". O tamanho da prótese é determinado pela "cintura da prótese". Os oclusores cardíacos são comercializados em diversos tamanhos, que variam de acordo com a marca. O tamanho dos oclusores cardíacos (cintura) variam entre 4 e 40 mm e das flanges entre 9 e 55 mm. Devido à alta resistência, maleabilidade e memória da liga de metal da prótese, permite-se estirar a prótese em sistemas de entregas (*delivery system*) de baixo perfil.[5,6]

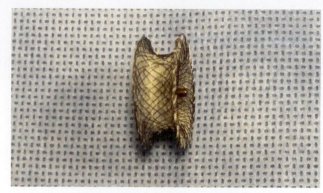

Figura 10.1 Oclusor cardíaco.

Neste capítulo, descreveremos o uso *"off-label"* deste dispositivo no tratamento de fístulas crônicas pós-cirurgia bariátrica.

INDICAÇÕES E CONTRAINDICAÇÕES

As indicações e contraindicações do oclusor cardíaco no manejo de fístulas do trato gastrointestinal são descritas na Tabela 10.1.

O oclusor cardíaco é indicado no tratamento de fístulas tardias e crônicas com trajeto epitelizado. A escolha do tamanho do oclusor cardíaco deve se basear no diâmetro da fístula, sendo indicado uma prótese pelo menos 50% maior que o tamanho do orifício fistuloso.

O uso do oclusor cardíaco é contra-indicado em fístulas agudas pois pode aumentar o tamanho do orifício fistuloso devido à alta resistência e memória do dispositivo; e em fístulas com coleções associadas não drenadas, pois a prótese causará a oclusão do orifício fistuloso, impedindo a drenagem da coleção.[5,7]

Tabela 10.1 Indicações e contra-indicações do uso *"off-label"* do oclusor cardíaco no manejo de fístulas pós cirurgia bariátrica.

Indicações	Fístulas tardias ou crônicas refratárias ao tratamento endoscópico convencional.
Contraindicações	Fístulas agudas e precoces
	Fístulas com coleções associadas não drenadas

CUIDADOS PRÉ-PROCEDIMENTO

- **Avaliação pré-procedimento necessária**: endoscopia digestiva alta e estudo radiológico contrastado.
- **Tipo de sedação sugerida**: intubação orotraqueal.
- **Profilaxia infecciosa**: não é necessária.
- **Anticoagulação**: recomenda-se a suspensão da anticoagulação pré-procedimento.
- **Materiais e equipamentos necessários**: gastroscópio (convencional), oclusor cardíaco, fio-guia teflonado (0,035) e sistema introdutor (*delivery system*) que inclui cateter introdutor, pinça introdutora e manopla. Existem diferentes marcas do dispositivo, e apesar de haver algumas discretas diferenças no modo de preparo, disparo e formato das próteses, as técnicas de colocação e os mecanismos de ação são bastante similares. A Figura 10.2 demonstra o dispositivo e o sistema introdutório da marca Amplatzer. O Vídeo 1 demonstra a montagem e o modo de disparo do oclusor cardíaco, incluindo duas marcas distintas (Amplatzer e Occlutech).

(Veja Vídeo 1: Técnica de Montagem e Disparo do Oclusor Cardíaco, na Parte 2 deste Atlas).

- **Materiais e equipamentos necessários utilizados na técnica alternativa:** gastroscópio (terapêutico), oclusor cardíaco, fio-guia teflonado (0,035) empurrador de prótese biliar e pinça de biópsia pediátrica.

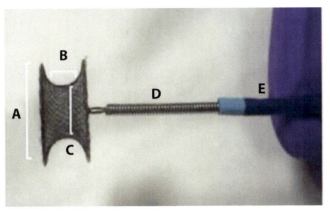
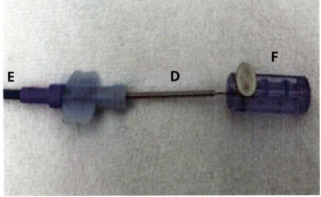

Figura 10.2 Oclusor cardíaco e sistema introdutor. (A) Diâmetro do disco; (B) comprimento da cintura; (C) diâmetro da cintura (tamanho do oclusor cardíaco); (D) pinça introdutória; (E) cateter introdutor; (F) manopla para captura e liberação do oclusor cardíaco.

DESCRIÇÃO DOS PASSOS TÉCNICOS

(Veja Vídeo 2: Técnica Anterógrada, na Parte 2 deste Atlas).

1. Paciente em posição supina ou em decúbito lateral esquerdo;
2. Endoscopista ao lado esquerdo da maca (posição habitual);
3. Identificação do orifício fistuloso (Figura 10.3);
4. Passagem de fio-guia teflonado pelo orifício fistuloso (Figura 10.4);
5. Retirada do gastroscópio mantendo o fio-guia na posição;
6. Introdução do sistema introdutor (*delivery system*) (o cateter introdutor é mais curto que o gastroscópio e, portanto, não pode ser utilizado pelo canal de trabalho). Neste momento o gastroscópio deve também ser utilizado para facilitar o procedimento (Figura 10.5);
7. Passagem da pinça introdutora com o dispositivo acoplado em sua extremidade distal no interior do cateter introdutor;
8. Disparo da primeira flange (disco distal) (o disparo é realizado quando se empurra a pinça introdutória além da extremidade distal do cateter introdutor)

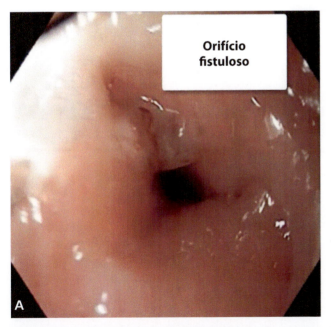
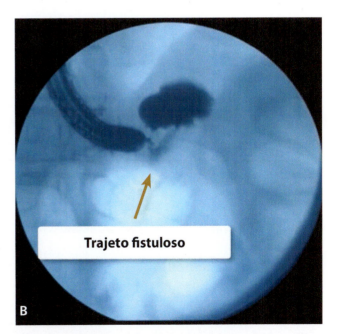

Figura 10.3 Identificação do orifício fistuloso. (A) Orifício fistuloso identificado por endoscopia; (B) Trajeto fistuloso identificado por radioscopia (fístula gastrogástrica).

CAPÍTULO 10 Tratamento Endoscópico da Fístula Crônica Pós Cirurgia Bariátrica. Técnica com o Uso do Oclusor Cardíaco

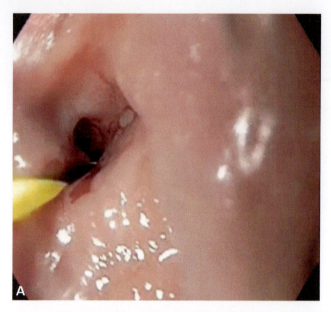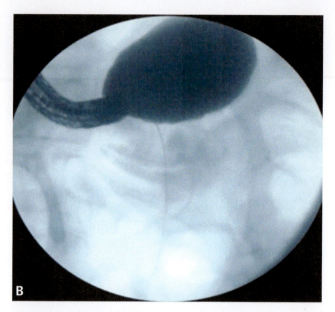

Figura 10.4 Passagem do fio-guia teflonado pelo orifício fistuloso. (A) Passagem do fio-guia teflonado por endoscopia pelo orifício fistuloso; (B) Imagem radioscópica auxiliando no posicionamento do fio-guia.

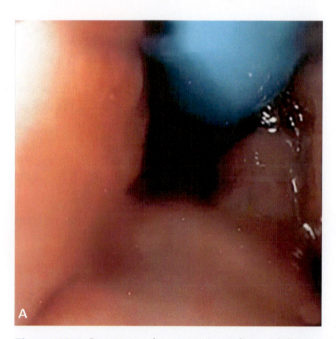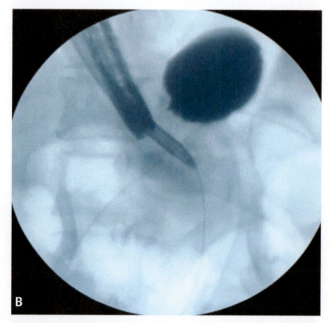

Figura 10.5 Passagem do cateter introdutor (delivery system) (A) Passagem do cateter introdutor guiado pelo fio-guia sob visão endoscópica (B) Passagem do sistema introdutor com auxílio radioscópico.

distalmente ao orifício fistuloso (auxílio da radioscopia) (Figura 10.6);
9. Tração do cateter introdutor junto com a pinça introdutória e o oclusor cardíaco (auxílio da radioscopia). Atenção para não tracionar a primeira flange de forma acentuada causando seu deslocamento proximal em relação ao orifício fistuloso (Figura 10.7);
10. Após observar (via endoscópica) que o sistema introdutor está na posição adequada (proximal ao orifício fistuloso, em posição intraluminal), realiza-se o disparo da segunda flange (flange proximal) (Figura 10.8);
11. Checar se o oclusor cardíaco está locado da maneira adequada por meio de endoscopia e radioscopia (Figura 10.9).
12. Em caso de disparo inadequado é possível recapturar o oclusor cardíaco e iniciar o procedimento novamente.

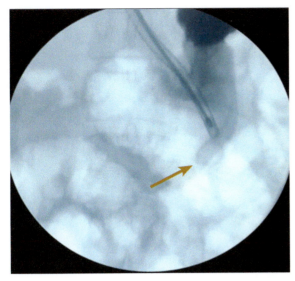

Figura 10.6 Imagem radioscópica demonstrando o disparo da primeira flange distalmente ao orifício fistuloso.

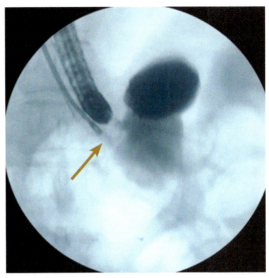

Figura 10.7 Tração do cateter introdutor junto com a pinça introdutora e o oclusor cardíaco visando o posicionamento adequado antes do disparo da prótese.

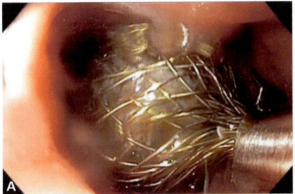
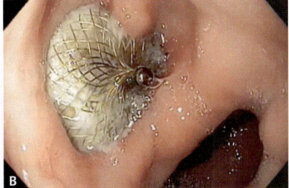

Figura 10.8 Disparo da segunda flange (disparo do oclusor cardíaco) sob visão endoscópica. (A) Pinça introdutória no momento do disparo da segunda flange do oclusor cardíaco; (B) Oclusor cardíaco bem posicionado ocluindo todo orifício fistuloso.

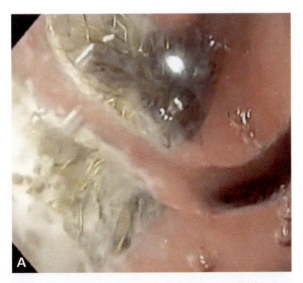
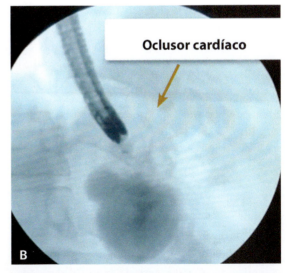

Figura 10.9 Estudo endoscópico e radiológico para verificação do posicionamento adequado do oclusor cardíaco.

CAPÍTULO 10 — Tratamento Endoscópico da Fístula Crônica Pós Cirurgia Bariátrica. Técnica com o Uso do Oclusor Cardíaco

Nota

As Figuras 9.3 a 9.9 e o Vídeo 2: Técnica anterógrada, foram registrados em um caso envolvendo o tratamento de uma fístula gastrogástrica.

(📹 Veja Vídeo 2: Passo a Passo do Procedimento Utilizando a Técnica Anterógrada, na Parte 2 deste Atlas).

TÉCNICA RETRÓGRADA – FÍSTULAS CUTÂNEAS

1. Paciente em posição supina;
2. Endoscopista ao lado esquerdo da maca (posição habitual);
3. Identificação do orifício fistuloso por endoscopia (Figura 10.10);
4. Passagem de fio-guia teflonado pelo orifício fistuloso gastrointestinal com captura do fio-guia pelo orifício cutâneo (Figura 10.11);
5. Introdução do sistema introdutor pelo orifício cutâneo (Figura 10.12);
6. Identificação da extremidade distal do sistema introdutor pela endoscopia (Figura 10.13);
7. Disparo da primeira flange (disco distal) na luz gastrointestinal (auxílio da endoscopia) (Figura 10.14);
8. Tração do cateter introdutor junto com a pinça introdutória e o oclusor cardíaco (realizada pelo acesso cutâneo). Atenção para não tracionar a primeira flange de forma acentuada causando seu deslocamento em relação ao orifício fistuloso (auxílio da endoscopia) (Figura 10.15);
9. Após observar por via endoscópica e radiológica que o sistema introdutor está na posição adequada, realiza-se o disparo da segunda flange. Pode-se utilizar uma pinça de corpo estranho para auxiliar que o oclusor cardíaco não migre para o lumen do trato gastrointestinal durante a liberação da segunda flange (Figura 10.16).
10. Checar se o oclusor cardíaco está locado da maneira adequada por meio de endoscopia e radioscopia (Figura 10.17).
11. Em caso de disparo inadequado é possível recapturar o oclusor cardíaco e iniciar o procedimento novamente.

Nota

As Figuras 10.10 a 10.17 e o Vídeo 3 Técnica retrógrada foram registrados em um caso envolvendo o tratamento de uma fístula esôfagocutânea.

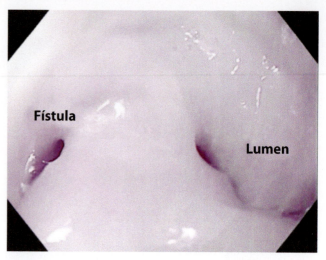

Figura 10.10 Identificação do orifício fistuloso por endoscopia.

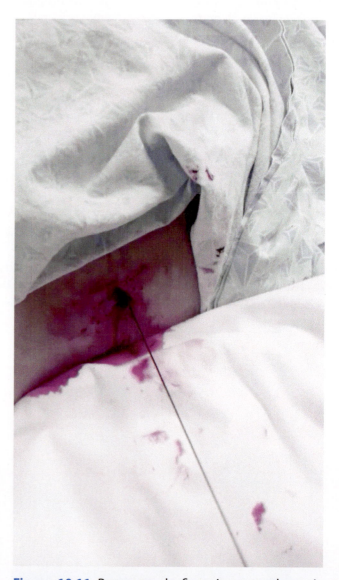

Figura 10.11 Passagem do fio-guia por endoscopia até exteriorização pelo orifício cutâneo.

100 ATLAS: "Como Eu Faço" em Endoscopia Bariátrica

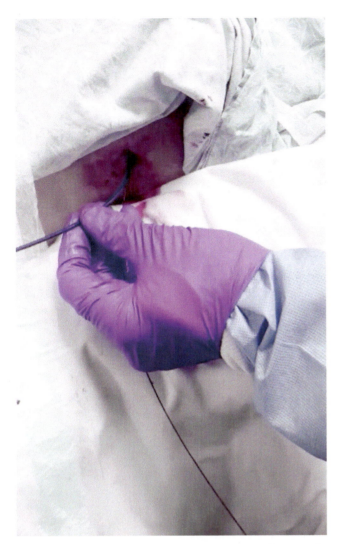

Figura 10.12 Introdução do sistema introdutor pelo acesso cutâneo.

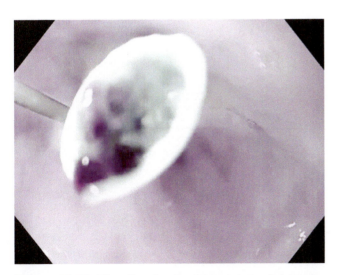

Figura 10.13 Visualização do sistema introdutor com o oclusor cardíaco em sua extremidade distal pela endoscopia.

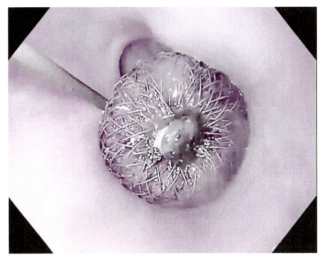

Figura 10.14 Disparo da primeira flange sob visualização endoscópica.

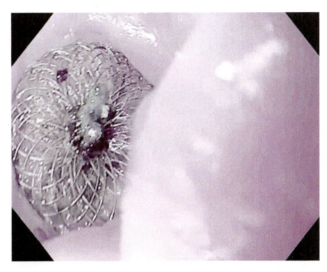

Figura 10.15 Tração do sistema introdutor junto com a pinça introdutória e o oclusor cardíaco pelo orifício cutâneo sob visão endoscópica até posicionamento adequado para disparo da segunda flange.

CAPÍTULO 10   Tratamento Endoscópico da Fístula Crônica Pós Cirurgia Bariátrica. Técnica com o Uso do Oclusor Cardíaco   101

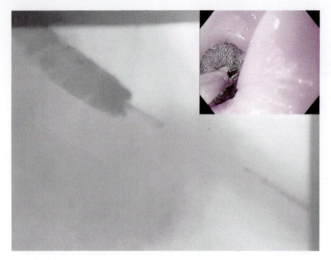

Figura 10.16 Após avaliação endoscópica e radiológica demonstrando que o sistema introdutor está na posição adequada, realiza-se o disparo da segunda flange. Uma pinça de corpo estranho pode ser utilizada para auxiliar que o dispositivo não migre para o lumen do trato gastrointestinal durante a liberação da segunda flange.

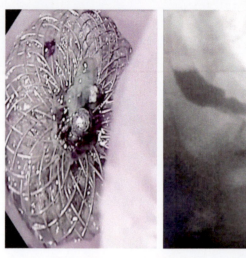

Figura 10.17 Estudo endoscópico e radiológico para verificação do posicionamento adequado do oclusor cardíaco. A seta demonstra não haver extravasamento de contraste.

(Veja Vídeo 3 Passo a passo do procedimento utilizando a técnica retrógrada, na Parte 2 deste Atlas).

TÉCNICA ALTERNATIVA (COLOCAÇÃO DO DISPOSITIVO POR MEIO DO CANAL DE TRABALHO DO ENDOSCÓPIO)

Na técnica alternativa o empurrador biliar substitui o cateter introdutor e a pinça de biópsia pediátrica desempenha a função da pinça introdutora, de forma a permitir a colocação do dispositivo pelo canal de trabalho do aparelho de endoscopia de 2,8 mm ou 3,2 mm. A Figura 10.18 e o vídeo 4 descrevem o passo a passo da técnica alternativa.

(Veja Vídeo 4: Demonstração de como utilizar a técnica alternativa para colocação do oclusor cardíaco, na Parte 2 deste Atlas).

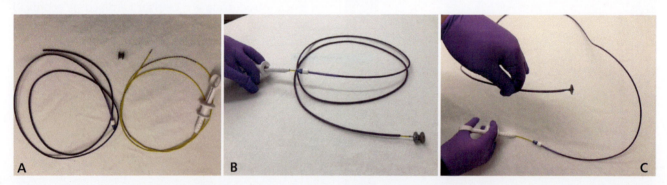

Figura 10.18 Técnica alternativa da colocação do oclusor cardíaco. (A) Material necessário para realização do procedimento: empurrador de prótese biliar, pinça de biópsia pediátrica e oclusor cardíaco; (B) Sistema alternativo com o oclusor cardíaco capturado pela pinça; (C) Tração da pinça com o dispositivo acoplado em sua extremidade visando "encapar" o oclusor cardíaco.

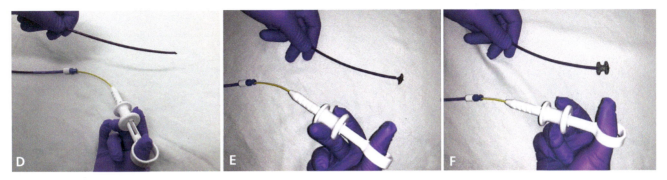

Figura 10.18 (Cont.) Técnica alternativa da colocação do oclusor cardíaco. (D) Sistema pronto para introdução pelo canal de trabalho do endoscópio com o oclusor cardíaco posicionado na extremidade distal do cateter introdutor alternativo; (E) Após empurrar a pinça, observa-se o disparo da primeira flange (disco); (F) Após posicionamento adequado, realiza-se o disparo da segunda flange (disparo do oclusor cardíaco).

PONTOS DE PERIGO E ARMADILHAS
COMO EVITÁ-LAS

- Na técnica anterógrada, deve-se ter cuidado no disparo da flange proximal para evitar que o oclusor cardíaco seja disparado no meio extraluminal, sem acesso ao endoscópio para remoção do mesmo.
- Importante realizar o disparo com auxílio da radioscopia e da endoscopia para evitar complicações.
- Assim como na colocação de próteses luminais, a tração do fio-guia auxilia no posicionamento adequado do sistema introdutor.
- Em fístulas gastro-cutâneas, o disparo retrógrado facilita o procedimento.
- Em fístulas gastro-respiratórias deve-se evitar a injeção de grande volume de contraste.

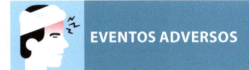

EVENTOS ADVERSOS

Os possíveis efeitos adversos são similares aos de outras técnicas e próteses que envolvem o tratamento de fístulas do trato gastrointestinal, como migração (Figura 10.19), alargamento da fístula e sangramento. As taxas de complicações demonstrada em revisão sistemática sobre o uso do oclusor cardíaco em fístulas gastrointestinais são descritas na Tabela 10.2.[6]

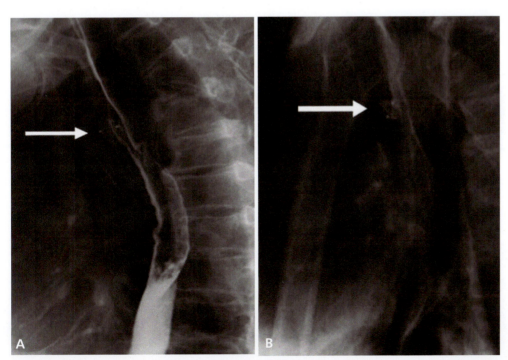

Figura 10.19 Migração do oclusor cardíaco após tentativa de tratamento de fístula. (A) Oclusor cardíaco locado adequadamente em tratamento de fístula traqueoesofágica; (B) Migração do dispositivo da parede esofágica para o meio extraluminal.

Tabela 10.2 Efeitos adversos do uso do oclusor cardíaco no manejo de fístulas.

Efeitos adversos	Taxa de complicação (%)
Migração	13,63
Alargamento da fístula	4,54
Alargamento da fístula seguido de migração	4,54

CUIDADOS PÓS-PROCEDIMENTO

- **Procedimento**: o procedimento pode ser realizado via ambulatorial, não havendo necessidade de internação.
- **Pós-operatório**: não há recomendações específicas pós-procedimento.
- **Dieta**: recomenda-se dieta líquida por 2 dias, seguida de dieta pastosa por 1 dia e dieta geral nos dias subsequentes.
- **Analgesia**: o procedimento não está associado a sintomas álgicos e a analgesia não se faz necessária.
- **Profilaxia infecciosa**: não é recomendado uso de antibióticos, porém o procedimento está contra-indicado em casos de coleções associadas ao orifício fistuloso.
- **Reintrodução da anticoagulação**: sugere-se aguardar a reintrodução da anticoagulação por 5 dias sempre que possível.

Pontos-chave

- O uso do oclusor cardíaco no manejo de fístulas do trato gastrointestinal é considerado "*off-label*", ou seja, o dispositivo não foi desenvolvido e não é formalmente indicado para este uso.
- O oclusor cardíaco deve ser utilizado após falha das terapêuticas endoscópicas convencionais.
- O oclusor cardíaco apresenta resultados satisfatórios em fístulas tardias e crônicas.
- O procedimento deve ser realizado sob visão endoscópica e radiológica.

Ouça o Áudio 1: Resume os pontos chaves deste capítulo.

REFERÊNCIAS

1. de Moura DTH, Sachdev AH, Thompson CC. Endoscopic Full-Thickness Defects and Closure Techniques. Curr Treat Options Gastroenterol. 2018;16(4):386-405.
2. de Moura DTH, da Ponte-Neto AM, Hathorn KE, et al. Novel Endoscopic Management of a Chronic Gastro-Gastric Fistula Using a Cardiac Septal Defect Occluder [published online ahead of print, 2020 Apr 22]. Obes Surg. 2020;10.1007/s11695-020-04616-y. doi:10.1007/s11695-020-04616-y.
3. de Moura DTH, Ribeiro IB, Funari MP, Baptista A, Thompson CC, de Moura EGH. Novel use of a cardiac septal occluder to treat a chronic recalcitrant bariatric fistula after Roux-en-Y gastric bypass. Endoscopy. 2019;51(5):E111-E112.
4. Crawford GB, Brindis RG, Krucoff MW, Mansalis BP, Carroll JD. Percutaneous atrial septal occluder devices and cardiac erosion: a review of the literature. Catheter Cardiovasc Interv. 2012;80(2):157-167. doi:10.1002/ccd.24347
5. Baptista A, Hourneaux De Moura DT, Jirapinyo P, et al. Efficacy of the cardiac septal occluder in the treatment of post-bariatric surgery leaks and fistulas. Gastrointest Endosc. 2019;89(4):671-679.e1.
6. De Moura DTH, Baptista A, Jirapinyo P, De Moura EGH, Thompson C. Role of Cardiac Septal Occluders in the Treatment of Gastrointestinal Fistulas: A Systematic Review. Clin Endosc. 2020;53(1):37-48.
7. Hourneaux de Moura DT, Jirapinyo P, Hathorn KE, Thompson CC. Use of a cardiac septal occluder in the treatment of a chronic GI fistula: What should we know before off-label use in the GI tract?. VideoGIE. 2018;4(3):114-117.

11

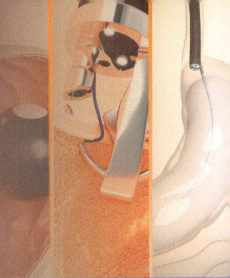

▶ Thiago Alonso Domingos
▶ Bruno da Costa Martins
▶ Eduardo Guimarães Hourneaux de Moura

Retirada Endoscópica de Banda Gástrica

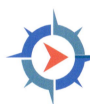

INTRODUÇÃO

A banda gástrica é um dos tipos de cirurgia bariátrica restritiva disponíveis. As primeiras experiências com cirurgias bariátricas puramente restritivas foram feitas na década de 70, com bandas gástricas não ajustáveis, pelos pesquisadores Wilkinson e Peloso e Molina e colaboradores, que não obtiveram bons resultados.[1,2] Posteriormente, com intenção de diminuir a probabilidade de deslizamento, erosão e doença do refluxo, foi desenvolvida a banda gástrica ajustável (BGA). As primeiras versões foram criadas na Suécia, por Forsell, em 1985, e nos Estados Unidos, por Kuzmak, em 1986.[3,4] Em 1995, Belachew e colaboradores relataram o primeiro implante de banda gástrica ajustável videolaparoscópico (BGAVL) com sucesso, evitando a necessidade de laparotomia para sua realização, com consequente aumento exponencial da popularidade da banda gástrica[5], que entre 2008 e 2010 atingiu seu ápice, sendo a cirurgia bariátrica mais realizada no mundo (Figura 11.1).[6,7]

As principais razões para o rápido aumento do uso da BGAVL foram a simplicidade da técnica, rápida recuperação com mínima permanência no hospital, o ajuste gradual da dieta do paciente, a crença na total reversibilidade do procedimento e o baixo custo. Porém, quando os resultados em longo prazo da BGAVL começaram a ser avaliados, observaram-se taxas significativamente altas de complicações e reoperações, implicando, inclusive, elevação do custo real do procedimento e provocando diminuição progressiva de seu uso em todo o mundo.[7,8]

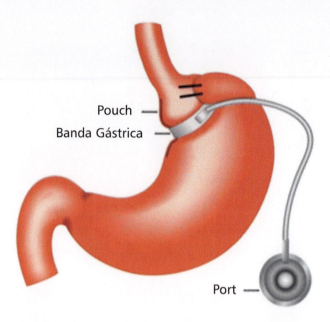

Figura 11.1 Ilustração esquemática da cirurgia de banda gástrica ajustável.

As complicações da BGAVL podem ser divididas em complicações relacionadas à banda e as relacionadas ao *port-a-cath* (Tabela 11.1). Enquanto as complicações relacionadas ao *port-a-cath* são geralmente mais simples e requerem pequenas intervenções cirúrgicas realizadas com anestesia local, as complicações relacionadas à banda podem apresentar elevada morbidade e potencial mortalidade.[9]

Tabela 11.1 Possíveis complicações da banda gástrica ajustável.

Relacionadas ao *port-a-cath*	Deslocamento do porte Desconexão do tubo Vazamento do sistema Infecção
Relacionadas à banda	Deslizamento Migração Infecção Disfagia Refluxo gastroesofágico Dilatação do pouch ou do esôfago

A remoção cirúrgica é a maneira tradicional de tratar essas complicações, embora esteja associada a morbidade e possa tornar mais difícil uma futura cirurgia bariátrica. A remoção endoscópica das bandas migradas tem se mostrado segura e eficaz. Várias técnicas podem ser utilizadas, como aplicação de laser, tesoura endoscópica, prótese autoexpansível e equipamentos eletrocirúrgicos. No entanto, a técnica mais frequentemente empregada é a secção da banda com uso de fio-guia e litotriptor, a qual será detalhada a seguir.

INDICAÇÕES E CONTRAINDICAÇÕES

A principal indicação de retirada endoscópica de BGA é a erosão/migração (Figura 11.2). Bandas migradas devem ser removidas, não apenas para aliviar os sintomas provocados por essa complicação, mas também para evitar infecções intra-abdominais, obstrução gástrica e sangramento.[10]

É importante salientar que é recomendável haver, no mínimo, 50% da circunferência da banda migrada para o estômago.[11] Bandas não migradas ou com apenas pequena porção visualizável no exame endoscópico não devem ser retiradas endoscopicamente. Nesses casos, o tratamento deve ser cirúrgico, ou deve-se aguardar migração de maior parte da BGA para tentar abordagem endoscópica.

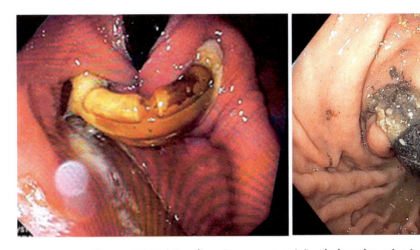

Figura 11.2 Visualização em retrovisão de bandas gástricas migradas.

CUIDADOS PRÉ-PROCEDIMENTO

- **Avaliação pré-procedimento necessária:** Endoscopia digestiva alta.
- **Tipo de sedação sugerida:** Sedação profunda com auxílio de anestesiologista ou intubação orotraqueal. **Profilaxia infecciosa:** Cefazolina 1 g endovenoso antes da retirada do *porth-a-cath*. **Anticoagulação:** Suspensão da anticoagulação pré-procedimento respeitando-se o tempo necessário de acordo com a medicação.
- **Materiais e equipamentos endoscópicos necessários:** Gastroscópio (convencional), insuflador de CO_2, fio-guia teflonado (0,035"), litotriptor de emergência, alça de polipectomia e cateter de colangiografia (esse último não obrigatório).

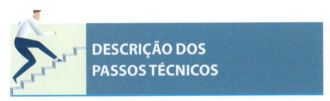

DESCRIÇÃO DOS PASSOS TÉCNICOS

O procedimento é dividido em duas etapas:

1. Remoção do *port-a-cath* cutâneo e do tubo conector
2. Secção e remoção endoscópica da banda migrada

As duas etapas podem ser efetuadas no mesmo ato ou em dias diferentes.

(Veja Vídeo 1 Retirada endoscopica de banda gástrica, na Parte 2 deste Atlas).

Remoção do *port-a-cath* cutâneo e do tubo conector

1. Paciente em decúbito dorsal horizontal.
2. Anestesia local com lidocaína 2% com vasoconstrictor.
3. Abertura da pele e do tecido celular subcutâneo até exposição completa do porte.
4. Identificação do conector entre a banda e o porte.
5. Realização de três ligaduras perdidas com fio de algodão no conector (Figura 11.3A).
6. Secção do conector e liberação do porte (Figura 11.3B).
7. Sutura da pele.
8. Curativo local.

Secção e remoção endoscópica da banda migrada

1. Paciente em decúbito lateral esquerdo.
2. Endoscopista ao lado esquerdo da maca (posição habitual).
3. Aspiração do lago mucoso e limpeza do local da banda com *flush* de água filtrada.
4. Introdução de fio-guia teflonado 0,035" entre a parede gástrica e a banda migrada com auxílio de cateter de colangiografia (Figura 11.4).
5. Retirada do gastroscópio, mantendo a extremidade distal do fio-guia no antro gástrico (Figura 11.5).
6. Reintrodução do gastroscópio na câmara gástrica, capturando fio-guia utilizando-se alça de polipectomia e tracionando até a boca do paciente, formando-se um loop na banda migrada (Figuras 10.6 e 10.7).
7. As duas extremidades do fio-guia, que agora estão fora do paciente, são introduzidas na bainha metálica do litotriptor de emergência e amarradas na manivela de punho (Figura 11.8).
8. Introdução da bainha metálica até próximo à banda gástrica (Figura 11.9).

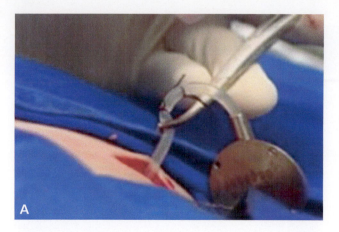
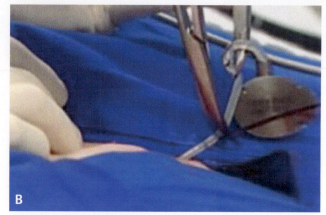

Figura 11.3 (A) Ligaduras no conector entre banda gástrica e porte; (B) Secção do conector entre o porte e as ligaduras.

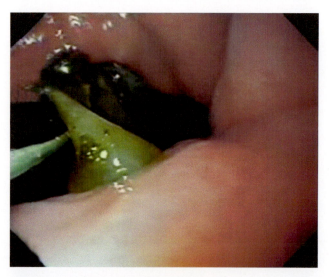

Figura 11.4 Introduzindo fio-guia entre banda e parede gástrica.

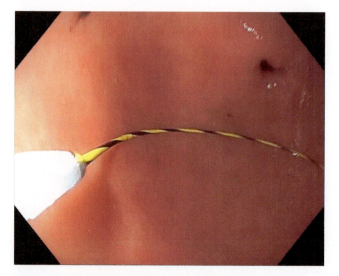

Figura 11.5 Deixando fio-guia no antro gástrico.

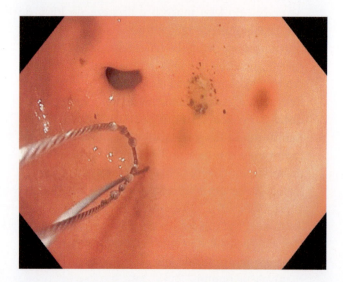

Figura 11.6 Capturando o fio-guia com alça de polipectomia.

9. Sob visão endoscópica e radiológica, certificando-se de que o fio-guia está no meio da banda, longe do fechamento do clipe plástico, girar a manivela tracionando o fio-guia e provocando estrangulamento da banda contra a bainha até sua secção completa (Figura 11.10).
10. Apreensão da banda seccionada com alça de polipectomia, deslocada para a cavidade gástrica e retirada pela cavidade oral junto com o endoscópio (Figura 11.11).
11. Reintrodução do gastroscópio e avaliação da área cruenta onde estava a banda à procura de possíveis complicações (Figura 11.12).

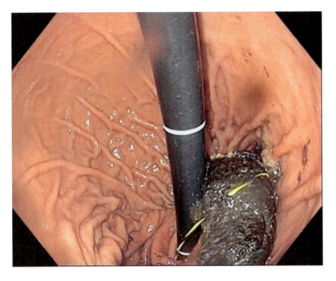
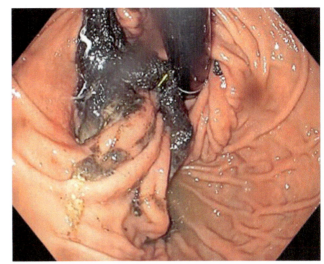

Figura 11.7 Laçando a banda com o fio-guia.

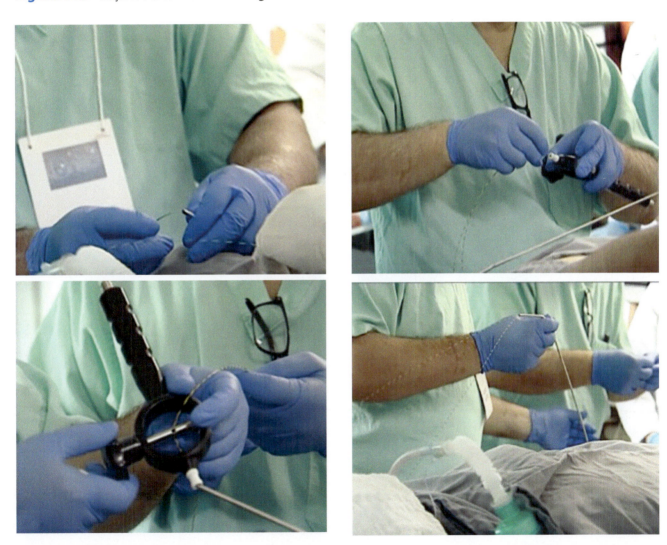

Figura 11.8 Sequência mostrando a passagem do fio-guia pela bainha metálica e litotriptor, prendendo-o na manivela, e posterior introdução da bainha metálica no paciente.

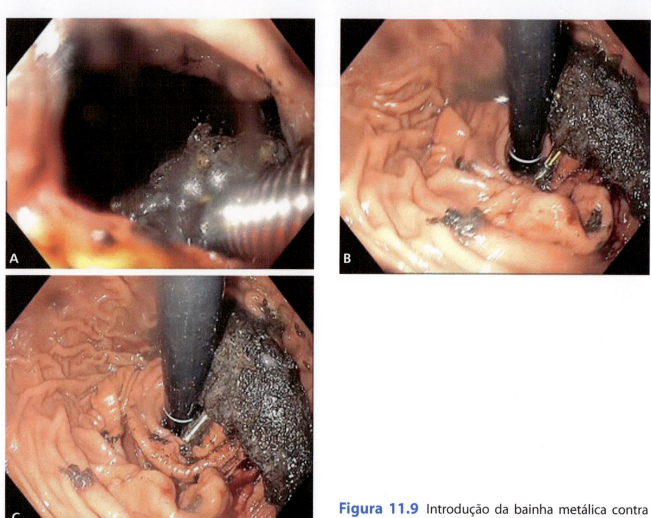

Figura 11.9 Introdução da bainha metálica contra banda gástrica. (A) Visão frontal; (B e C) Retrovisão.

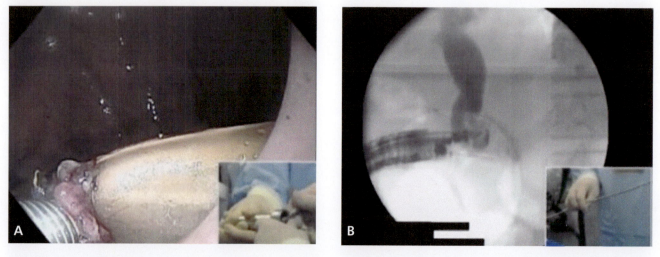

Figura 11.10 (A e B) Banda gástrica sendo seccionada pelo fio-guia contra a bainha metálica do litotriptor (visão endoscópica e radiológica).

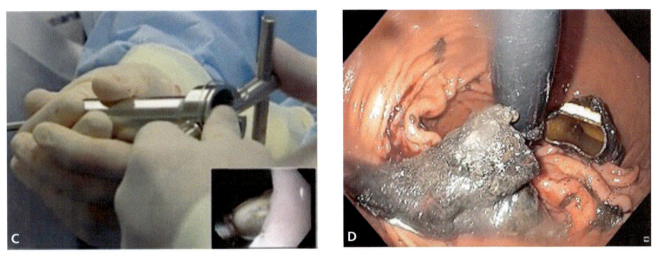

Figura 11.10 (Cont.) (C) Rodando manivela para seccionar a banda; (D) Banda seccionada.

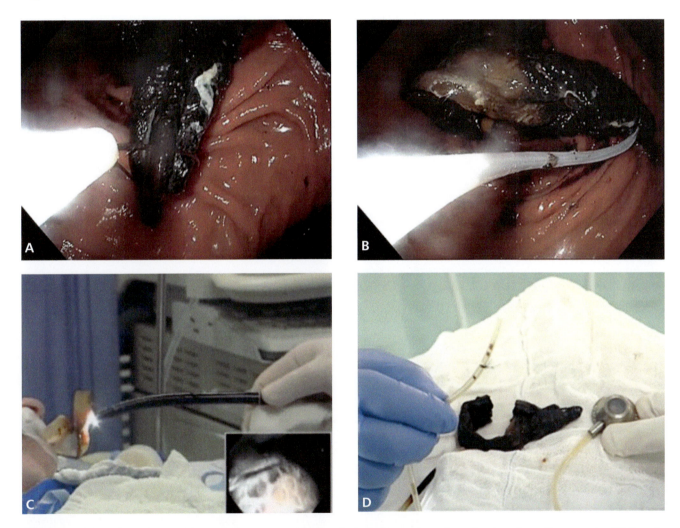

Figura 11.11 (A) Captura de uma das extremidades da banda seccionada pela alça de polipectomia; (B) Banda totalmente dentro do estômago; (C) Banda gástrica sendo retirada pela cavidade oral do paciente; (D) Banda gástrica, porte e conector retirados.

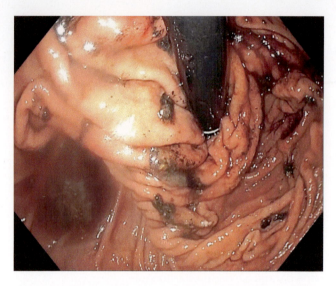

Figura 11.12 Aspecto final após retirada da banda.

PONTOS DE PERIGO E ARMADILHAS
COMO EVITÁ-LAS

- Deve-se ter cuidado para não tentar cortar a banda em local errado, como na região do fechamento do clipe, pois essa parte é feita de plástico rígido muito resistente.
- Certificar-se também de que o fio-guia não está envolvendo parte do estômago no momento da secção da banda.
- Importante realizar o estrangulamento e secção da banda sob visão endoscópica, para evitar essas complicações.
- Após secção da banda, capturar a extremidade mais próxima do clipe plástico e tracionar para o interior do estômago, fazendo com que essa porção mais calibrosa chegue ao interior do estômago pelo caminho mais curto.

EVENTOS ADVERSOS

Os possíveis efeitos adversos são hemorragia, drenagem de secreção purulenta, pneumoperitônio e lesão esofágica.

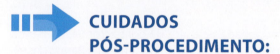

CUIDADOS PÓS-PROCEDIMENTO:

- **Procedimento**: Realizar o procedimento preferencialmente em ambiente hospitalar.
- **Pós-operatório**: Manter o paciente internado por pelo menos 24h para monitorização de possíveis complicações. Inibidor de bomba de prótons deve ser usado por dois meses.
- **Dieta**: Se a evolução for favorável, dieta oral líquida poderá ser reiniciada em seis horas, com progressão gradual para alimentos pastosos e sólidos nos dias subsequentes.
- **Analgesia**: Analgésicos comuns e apenas se necessário.
- **Profilaxia infecciosa**: Recomenda-se uso de cefazolina 1 g endovenoso antes da retirada do *port-a-cath* cutâneo.
- **Reintrodução da anticoagulação**: Sugere-se aguardar o maior tempo possível para reintrodução da anticoagulação, discutindo a relação risco-benefício com a equipe médica responsável pela prescrição dos anticoagulantes.

Pontos-chave

- A retirada endoscópica da banda gástrica poderá ser realizada desde que haja pelo menos 50% de migração da banda para o interior do estômago.
- A secção da banda deve ocorrer longe do clipe de fechamento da banda.
- Realizar ligaduras do conector do porte antes da secção da banda gástrica.
- Após a secção, tracionar a banda pela extremidade próxima ao clipe plástico.
- O procedimento deve ser realizado sob visão endoscópica e radiológica.

REFERÊNCIAS

1. Molina M, Oria HE. Gastric segmentation: a new, safe, effective, simple, readily revised and fully reversible surgical procedure for the correction of morbid obesity. [abstract 15]. 6th Bariatric Surgery Colloquium. Iowa City (IA), June 2-3, 1983.
2. Wilkinson LH, Peloso OA. Gastric (reservoir) reduction for morbid obesity. Arch Surg. 1981;116(5):602-5.
3. Forsell P, Hallberg D, Hellers G. Gastric banding for morbid obesity: initial experience with a new adjustable band. Obes Surg. 1993;3(4):369-74.
4. Kuzmak LI, Yap IS, McGuire L, et al. Surgery for morbid obesity. Using an inflat- able gastric band. AORN J. 1990;51(5):1307-24.
5. Belachew M, Legrand M, Vincenti V, et al. Laparoscopic placement of adjustable silicone gastric band in the treatment of morbid obesity: how to do it. Obes Surg. 1995;5(1):66-70.
6. Nguyen NT, Nguyen B, Gebhart A, et al. Changes in the makeup of bariatric surgery: a national increase in use of laparoscopic sleeve gastrectomy. J Am Coll Surg. 2013;216(2):252-7.

7. Patel S, Eckstein J, Acholonu E, et al. Reasons and outcomes of laparoscopic revisional surgery after laparoscopic adjustable gastric banding for morbid obesity. Surg Obes Relat Dis. 2010;6(4):391-8.

8. Nguyen NT, Slone JA, Nguyen XM, et al. A prospective randomized trial of laparoscopic gastric bypass versus laparoscopic adjustable gastric banding for the treatment of morbid obesity: outcomes, quality of life, and costs. Ann Surg. 2009; 250(4):631-41.

9. Tucker O, Sucandy I, Szomstein S, et al. Revisional surgery after failed laparoscopic adjustable gastric banding. Surg Obes Relat Dis. 2008;4(6):740-7.

10. Pacheco DC, Torre LRR, Rivera MA et al. Endoscopic extraction of adjustable gastric bands after intragastric migration as a complication of bariatric surgery: technique and advice. Endosc Intern Open. 2016;4:673-7.

11. Blero D, Eisendrath P, Vandermeeren A, et al. Endoscopic removal of dysfunctioning rings or bands after restrictive bariatric procedures. Gastrointest Endosc. 2010;71:468-74.

12

▶ Thiago Alonso Domingos
▶ João Paulo de Souza Pontual
▶ Giorgio Alfredo Pedroso Baretta

Tratamento Endoscópico de Anel de Restrição

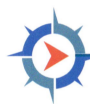

INTRODUÇÃO

Há diversas modalidades de cirurgia bariátrica no mundo. Entre elas, o Bypass gástrico em Y-de-Roux (BGYR) é uma das mais realizadas e propicia significativa perda e manutenção do peso em longo prazo.[1] Com o intuito de evitar o rápido esvaziamento gástrico, amenizar a síndrome de dumping e evitar o reganho de peso devido a possível dilatação da anastomose gastrojejunal, Fobi *et al*. descreveram a colocação de um anel no reservatório gástrico.[2-4] Vários materiais já foram utilizados, como tela de polipropileno, diversas outras malhas e anel de silicone, sendo este último o mais usado no Brasil (Figura 12.1).

O uso do anel de restrição apresentou melhor perda de peso e manutenção em longo prazo, porém está associado a maior incidência de vômitos.[5] Apesar da grande diversidade de materiais já testados na confecção do anel restritivo, nenhum mostrou-se isento de complicações[6], e vem sendo cada vez menos utilizado pelos cirurgiões.[7] As complicações mais frequentes são erosão, deslizamento parcial ou total do anel e intolerância alimentar (Tabela 12.1).[8]

Tabela 12.1 Principais complicações do anel de restrição no BGYR.	
Complicações do anel de restrição	Erosão intragástrica Deslizamento parcial ou total Intolerância alimentar

Nos casos dessas complicações, o tratamento inicial baseava-se na retirada cirúrgica do anel por via laparotômica ou laparoscópica. Entretanto, a presença de aderências em torno do pouch gástrico torna a cirurgia desafiadora e aumenta o risco de complicações.[9]

O tratamento endoscópico das complicações do anel de restrição tem se mostrado seguro e eficaz. Várias técnicas podem ser utilizadas, dependendo do tipo de complicação apresentada.

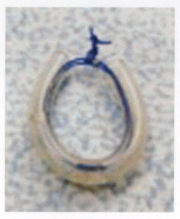

Figura 12.1 Anel de restrição de silicone.

INDICAÇÕES E CONTRAINDICAÇÕES:

As principais indicações de tratamento endoscópico do anel de restrição no BGYR são erosão do anel de restrição para o interior do pouch gástrico, deslizamento parcial ou total do anel e presença de intolerância alimentar significativa ou vômitos persistentes, apesar do correto posicionamento do anel.

EROSÃO INTRAGÁSTRICA

Ocorre em cerca de 2,3% dos casos e pode provocar vômitos, dor e significativa redução da qualidade de vida.[10]

Pressão contínua do anel sobre o pouch gástrico pode causar isquemia crônica da parede gástrica, com posterior ulceração e exposição de parte do anel no interior do estômago (Figuras 12.2). Como esse procedimento é lento, há um bloqueio inflamatório em torno do anel e da parede gástrica local, evitando a formação de fístula e possibilitando a retirada endoscópica com segurança.[11]

A remoção endoscópica de anel com erosão intragástrica apresenta vantagens como menor tempo de procedimento, menor custo, sem necessidade de internação e com menor morbimortalidade.[12]

A remoção endoscópica é geralmente contraindicada quando o segmento exposto do anel é inferior a 30%. Nesses casos, o risco de sangramento durante a remoção é maior, e recomenda-se manter o paciente sob

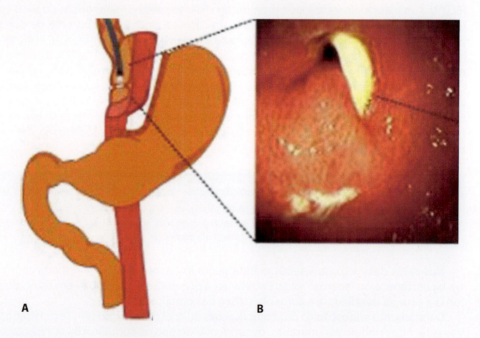

Figuras 12.2 (A e B) Erosão do anel de retenção.

uso de inibidor da bomba de prótons e aguardar maior exposição do anel.[13]

A secção do anel é geralmente feita com tesoura endoscópica (Figura 12.3), mas em algumas situações pode ser usado o plasma de argônio (Veja Vídeo 1: Retirada com argônio, na Parte 2 deste Atlas) ou até a técnica do fio-guia e litotriptor usado para remoção de banda gástrica (técnica descrita com detalhes no capítulo de retirada de banda gástrica).

DESLIZAMENTO

O deslizamento do anel de restrição pode ser parcial ou total, provocando graus variáveis de obstrução do esvaziamento gástrico. O deslizamento parcial geralmente cursa com sintomas mais brandos como eructação e vômitos. Ao estudo radiológico contrastado (radiográfico ou tomográfico) o anel encontra-se em posição oblíqua sobre a anastomose gastrojejunal. Durante o exame endoscópico, o gastroscópio geralmente passa apertado pela anastomose e nota-se discreta alteração anatômica local.[14]

Já no deslizamento total do anel, pode ocorrer obstrução da alça jejunal abaixo da anastomose, provocando dor abdominal intensa, vômitos e desidratação. Ao estudo radiológico nota-se o anel em posição vertical e dilatação do pouch gástrico, e sob visão endoscópica pode-se notar estase alimentar e convergência das pregas jejunais (Figuras 12.4 e 12.5).[14]

O tratamento indicado nos dois casos é a dilatação ou remoção do anel para evitar complicações como isquemia gástrica ou jejunal, desidratação e distúrbios hidroeletrolíticos.[15,16] Pacientes que já apresentam sinais de isquemia gástrica ou jejunal e dor abdominal importante não devem ser submetidos a tratamento endoscópico.[14]

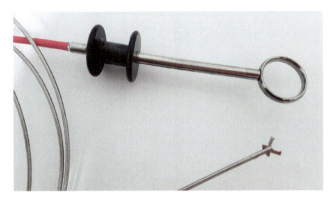
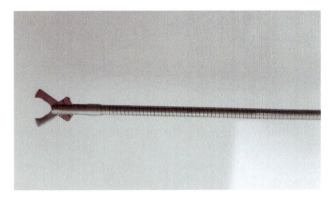

Figura 12.3 Tesoura bariátrica utilizada para secção de anel. Destaque para suas lâminas, que formam um arco e dificultam o deslizamento do anel quando se fecham.

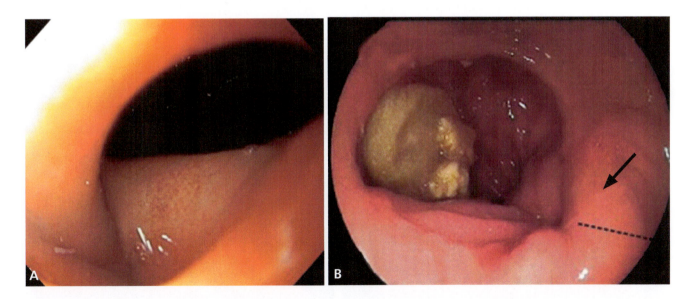

Figura 12.4 Visão endoscópica do deslizamento do anel. (A) Deslizamento parcial; (B) Deslizamento total.

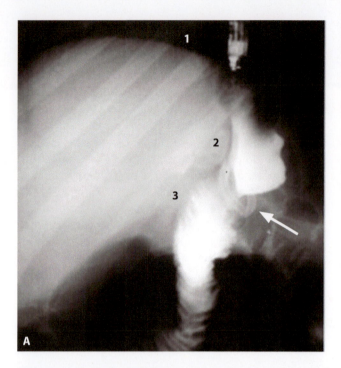
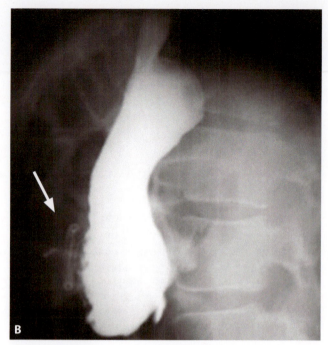

Figura 12.5 Visão radiológica do deslizamento do anel. (A) Deslizamento parcial; (B) Deslizamento total.

INTOLERÂNCIA AO ANEL

Alguns pacientes podem apresentar intolerância alimentar e vômitos persistentes mesmo quando o anel não provoca estenose gástrica. Se houver desnutrição ou redução significativa da qualidade de vida do paciente, apesar de corretos hábitos alimentares, está indicada a dilatação ou remoção do anel (Figuras 12.6A e 12.6B).

A dilatação do anel pode ser feita utilizando-se balão dilatador pneumático. Nos casos em que se deseja a retirada do anel e não há erosão intragástrica, pode-se utilizar prótese autoexpansível metálica (plástica não é mais fabricada) para induzir migração do anel para o lúmen gástrico e posterior remoção.

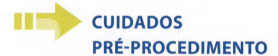

CUIDADOS PRÉ-PROCEDIMENTO

- **Avaliação pré-procedimento necessária**: Endoscopia digestiva alta e estudo radiológico contrastado (radiográfico ou tomográfico).

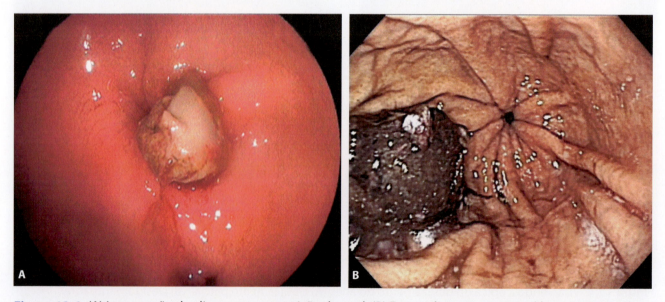

Figura 12.6 (A) Impactação de alimento na constrição do anel; (B) Estase alimentar com anel bem posicionado.

- **Tipo de sedação sugerida**: Sedação profunda com auxílio de anestesiologista ou intubação orotraqueal.
- **Profilaxia infecciosa**: Não é necessária.
- **Anticoagulação**: Suspensão da anticoagulação pré-procedimento respeitando-se o tempo necessário de acordo com a medicação.
- **Materiais e equipamentos endoscópicos necessários**: Gastroscópio (canal único ou duplo canal), insuflador de CO_2 (preferencial, mas não obrigatório), fio-guia de Savary, balão dilatador pneumático, tesoura endoscópica, pinça de corpo estranho, plasma de argônio, prótese autoexpansível metálica totalmente recoberta. Os materiais necessários variam de acordo com a situação do anel e o procedimento realizado, conforme será descrito a seguir.

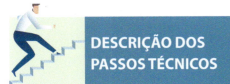

DESCRIÇÃO DOS PASSOS TÉCNICOS

Dividimos os procedimentos endoscópicos sobre o anel de retenção em três:

1. Secção e remoção do anel (erosão intragástrica);
2. Dilatação do anel (deslizamento ou intolerância ao anel);
3. Remoção do anel com uso de prótese (deslizamento ou intolerância ao anel).

Secção e remoção do anel

1. Paciente em decúbito lateral esquerdo.
2. Endoscopista ao lado esquerdo da maca (posição habitual).
3. Identificação do segmento do anel com erosão intragástrica.
4. Manter o aparelho próximo ao anel, fazendo pressão da tesoura contra o dispositivo para não escapar quando a tesoura é fechada. Podem ser necessários vários cortes no mesmo ponto do anel para sua secção completa.

 Observação 1

Nos casos em que é possível rodar o anel, recomenda-se fazê-lo até que o nó cirúrgico fique exposto, cortando-se apenas o fio.

5. Se houver disponibilidade de gastroscópio de duplo canal, pode-se apreender o anel com pinça de corpo estranho, evitando sua movimentação e facilitando a secção do anel e do fio com a tesoura endoscópica (Veja Vídeo 2: Retirada com duplo canal, na Parte 2 deste Atlas).
6. Após secção, retirar o anel com auxílio de pinça de corpo estranho (Figura 12.7).
7. Reintrodução do gastroscópio e avaliação da área cruenta onde estava o anel à procura de possíveis complicações.

Dilatação do anel

1. Paciente em decúbito lateral esquerdo.
2. Endoscopista ao lado esquerdo da maca (posição habitual).
3. Passagem de fio-guia de Savary na alça alimentar sob visão endoscópica. Nos casos de deslizamento total do anel e impossibilidade de passagem do endoscópio, pode-se fazer dilatação com balão hidrostático até 20 mm e, posteriormente, posicionar o fio-guia com maior segurança.
4. Passagem do balão dilatador pneumático de 30 mm sobre o fio-guia, devendo ficar posicionada sua extremidade proximal abaixo da transição esôfago-gástrica.
5. Insuflação gradual do balão até ruptura ou alargamento do fio do anel, devendo-se respeitar a pressão-alvo do fabricante. Essa etapa deve ser realizada sob controle endoscópico e, se possível, controle radiológico associado (Figuras 12.8 e 12.9).
6. Aspiração e retirada do balão e do fio-guia.
7. Reavaliação endoscópica à procura de possíveis complicações (Figura 12.10).
8. Em caso de resposta incompleta, pode-se repetir o procedimento após 15 dias (Veja Vídeo 3: Dilatação com balão, na Parte 2 deste Atlas, demonstrando o procedimento de dilatação do anel de retenção).

Remoção do anel com uso de prótese

1. Paciente em decúbito lateral esquerdo.
2. Endoscopista ao lado esquerdo da maca (posição habitual).
3. Deve ser realizado exame endoscópico e posicionados marcadores radiopacos externos nos pontos que identificam a transição esôfago-gástrica, o anel de restrição e a anastomose gastrojejunal.
4. Passagem de fio-guia de Savary na alça alimentar sob visão endoscópica.
5. Introdução e liberação da prótese metálica autoexpansível, totalmente recoberta, de maior calibre e menor comprimento disponível pelo fabricante sob controle endoscópico e radiológico, posicionando

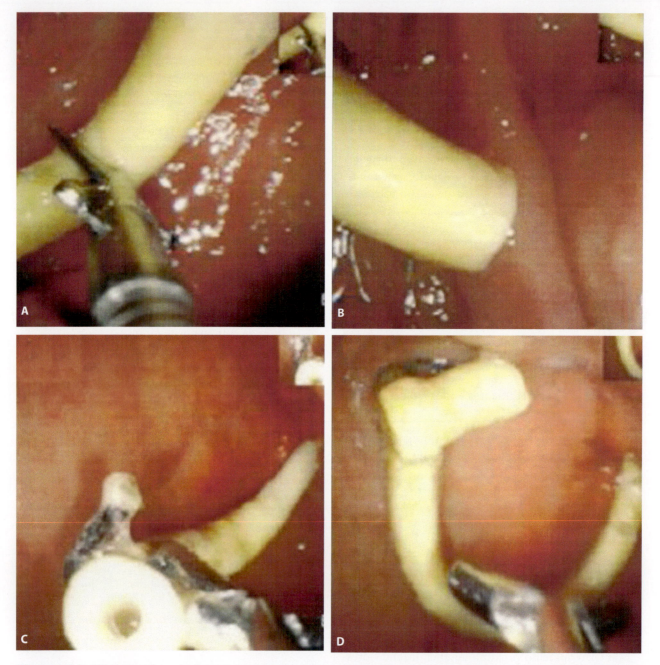

Figura 12.7 (A) Cortando o anel com a tesoura; (B) Anel cortado; (C e D) Apreensão do anel cortado e retirada com pinça de corpo estranho.

sua extremidade proximal cerca de 2 cm acima do anel e abaixo da transição esôfago-gástrica.
6. Retirada do fio-guia e sistema introdutor da prótese.
7. Após cerca de duas semanas, nova endoscopia deverá ser realizada para remoção da prótese com auxílio de pinça de corpo estranho. Intervalos maiores que duas semanas aumentam significativamente o risco de migração da prótese (Veja Vídeo 4: Retirada do anel com prótese, na Parte 2 deste Atlas).
8. Em alguns casos há migração total do anel para a câmara gástrica, sendo retirado junto com a prótese. Nos casos de migração parcial, o anel deverá ser retirado após cerca de um mês (Figura 12.11).

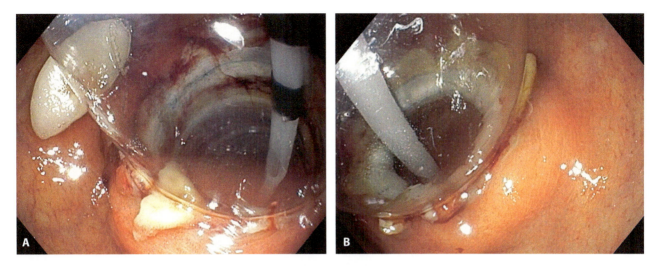

Figura 12.8 Visão endoscópica de dilatação do anel com balão pneumático.

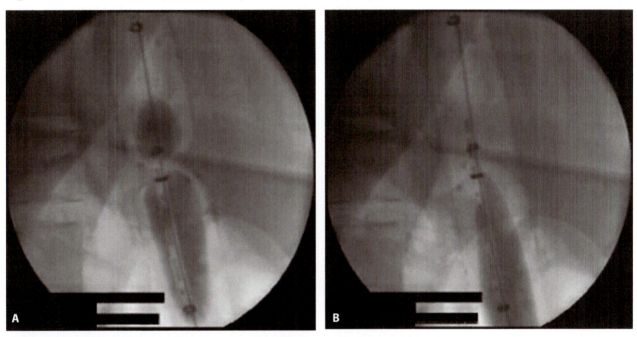

Figura 12.9 Visão radiológica de dilatação do anel com balão pneumático. (A) Anel provocando cintura no balão; (B) Cintura no balão desfeita e anel dilatado.

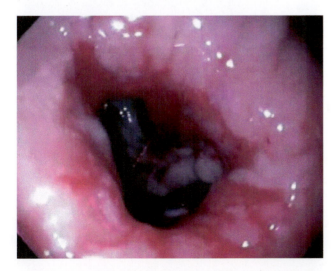

◀ **Figura 12.10** Aspecto endoscópico pós-dilatação.

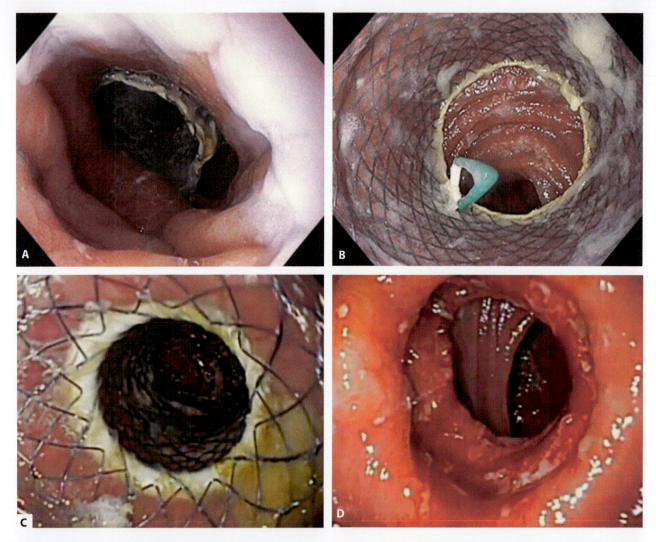

Figura 12.11 (A) Extremidade proximal da prótese posicionada abaixo da TEG; (B) Extremidade distal da prótese na alça alimentar; C) Erosão intragástrica completa do anel no momento da retirada da prótese; (D) Aspecto após retirada da prótese e anel.

PONTOS DE PERIGO E ARMADILHAS
COMO EVITÁ-LAS

- Discutir o caso com o cirurgião do paciente no intuito de confirmar o tipo de material do anel.
- Anéis de restrição com *locker*, uso de fio de poliéster trançado ou confeccionados com tela de polipropileno apresentam grande dificuldade de tratamento endoscópico.
- Evitar remover anel de restrição com menos de 30% de erosão intragástrica.
- Quando realizar dilatação endoscópica, posicionar o balão pneumático sempre abaixo da transição esôfago-gástrica para evitar laceração e possível perfuração local.
- Quando utilizar prótese autoexpansível, posicionar a prótese abaixo da transição esôfago-gástrica para diminuir regurgitação e vômitos.

EVENTOS ADVERSOS

Os principais efeitos adversos que podem ocorrer são hemorragia, estenose e perfuração. Ganho de peso após retirada do anel também é descrito.

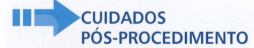

CUIDADOS PÓS-PROCEDIMENTO

- **Procedimento**: Realizar o procedimento em clínica médica adequadamente equipada ou ambiente hospitalar.
- **Pós-operatório**: Paciente pode receber alta no mesmo dia após recuperação anestésica, caso não apresente complicações. Indicado inibidor de bomba de prótons domiciliar após o procedimento.

- **Dieta**: Dieta oral líquida poderá ser reiniciada após quatro horas e mantida nas primeiras 24 a 48 horas. Progressão gradual para alimentos pastosos e sólidos amolecidos nos dias subsequentes.
- **Analgesia**: Analgésicos e antieméticos podem ser necessários nos primeiros dias após o procedimento.
- **Profilaxia infecciosa**: Normalmente não é necessária.
- **Reintrodução da anticoagulação**: Sugere-se aguardar a reintrodução da anticoagulação por cinco dias se possível, sempre discutindo a relação risco-benefício com a equipe médica responsável pela prescrição dos anticoagulantes.

Pontos-chave

- O anel de restrição vem sendo cada vez menos utilizado, devido às suas potenciais complicações.
- Erosão, deslizamento e intolerância alimentar são as principais complicações.
- Tratamento endoscópico dessas complicações é a primeira escolha.
- Sempre que possível, conhecer o tipo de anel utilizado antes de propor tratamento endoscópico.
- Secção e remoção do anel em casos de erosão intragástrica.
- Dilatação ou indução de migração com uso de próteses e posterior retirada nos casos de intolerância ou deslizamento.

REFERÊNCIAS

1. Valezi AC, Mali Junior J, Menezes MA. Weight loss outcome after silastic ring Roux-en-Y gastric bypass: 8 years of follow-up. Obes Surg. 2010;20:1491-5.
2. Awad W, Garay A, Martínez C. Ten years experience of banded gastric bypass: does it make a difference? Obes Surg. 2012;22(2):271-8.
3. Fobi MAL, Lee H. The surgical technique of the Fobi-pouch operation for obesity (The transected Silastic® vertical gastric bypass). Obes Surg. 1998;8:283-8.
4. Fobi MAL, Lee H, Holness R, et al. Gastric bypass operation for obesity. World J Surg. 1998;22:925-35.
5. Rasera Junior I, Coelho TH, Ravelli MN, et al. A comparative, prospective and randomized evaluation of Roux-en-Y gastric bypass with and without the silastic ring: a 2-year follow up preliminary report on weight loss and quality of life. Obes Surg. 2016;26(4):762-8.
6. Taddeucci RJ, Madan AK, Ternovits CA, Tichansky DS. Laparoscopic re-operations for band removal after open banded gastric bypass. Obes Surg. 2007;17(1):35-8.
7. Shai I, Henkin Y, Weitzman S, et al. Determinants of long-term satisfaction after vertical banded gastroplasty. Obes Surg. 2003;13:269-74.
8. Swain JM, Scott P, Nesset E, Sarr MG. All strictures are not alike: laparoscopic removal of nonadjustable Silastic bands after banded Roux-en-Y gastric bypass. Surg Obes Relat Dis. 2012;8(2):190-3. Epub 2010 Sep 22.
9. Taddeucci RJ, Madan AK, Ternovits CA, et al. Laparoscopic re-operations for band removal after open banded gastric bypass. Obes Surg. 2007;17:35-8
10. Buchwald H, Buchwald JN, McGlennon TW. Systematic review and meta-analysis of medium-term outcomes after banded Roux-en-Y gastric bypass. Obes Surg. 2014;24:1536-51
11. Galvão Neto M, Souza MG, Grecco ES, Silva T. Erosão intragástrica de anel – remoção com tesoura endoscópica. In: Campos JM, Galvão Neto M, Ramos A, Dib R (eds.). Endoscopia bariátrica e terapêutica. São Paulo: Revinter; 2014.
12. Shehab H, Gawdat K. Endoscopic management of eroded bands following banded-gastric bypass (with video). Obes Surg. 2017;27(7):1804-8.
13. Evangelista DLF, Campos JM, Ferraz AAB. Uso de anillo en bypass gástrico: ventajas y desventajas. Rev Chilena de Cirurgía. 2009;61(6):571-7.
14. Campos JM, Evangelista LF, Ferraz AAB. Treatment of ring slippage after gastric by-pass: long-term results after endoscopic dilation with an achalasia ballon (with videos). Gastrointest Endosc. 2010;72(1):44-9.
15. Campos JM, Galvão Neto M, Moura EGH. Endoscopia em cirurgia da obesidade. São Paulo: Santos; 2008.
16. Moon RC, Teixeira AF, Bezerra L, Cristina H, Wahnon A, Campos J, et al. Management of bariatric complications using endoscopic stents: a multi-center study. Obes Surg. 2018;28(12):4034-8.

13

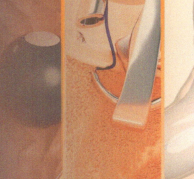

▸ Luiz Claudio Miranda da Rocha

Tratamento Endoscópico da Estenose da Anastomose Gastrojejunal Pós-Bypass Gástrico

INTRODUÇÃO

Na derivação gástrica em Y-de-Roux (Bypass gástrico) o estômago é grampeado e seccionado, formando um pequeno reservatório junto à cárdia, chamado bolsa gástrica, com tamanho em torno de 4 a 6 cm. Todo o restante do estômago, duodeno e parte do jejuno proximal ficam excluídos do trânsito alimentar. Este é reconstituído com uma anastomose término-lateral, menos comumente término-terminal, entre a bolsa gástrica e uma alça exclusa em Y-de-Roux.[1] A anastomose tem diâmetro entre 10 e 12 mm (Figuras 13.1 e 13.2), visando limitar o esvaziamento da bolsa e maximizar o efeito restritivo da cirurgia.

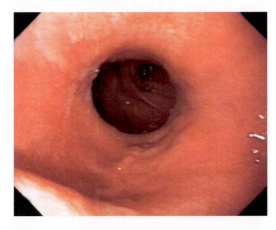

Figura 13.1 Bolsa gástrica e anastomose no Bypass gástrico.

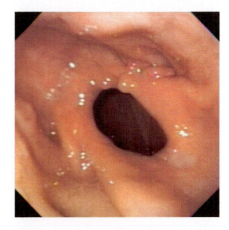

Figura 13.2 Anastomose gastrojejunal normal no Bypass gástrico.

DIAGNÓSTICO

Embora a estenose possa ser identificada no exame radiológico contrastado, o exame endoscópico é preferível, pois a visualização direta tem alta sensibilidade. A estenose é definida quando a anastomose é anular, fibrótica, de calibre puntiforme, impedindo a passagem do aparelho (Figura 13.3), ou quando o diâmetro é inferior a 10 mm, conferindo dificuldade variável na passagem do endoscópio (Figura 13.4).[2,3]

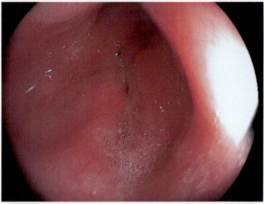

Figura 13.3 Estenose da anastomose gastrojejunal no Bypass gástrico.

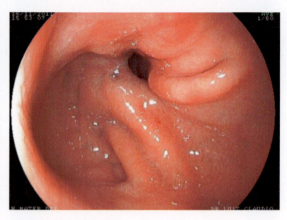

Figura 13.4 Anastomose gastrojejunal com diâmetro diminuído.

INDICAÇÃO DE TRATAMENTO

- Paciente com quadro de dificuldade de alimentação, especialmente com sólidos, náusea, vômitos e às vezes disfagia entre quatro e dez semanas da cirurgia.[2,3]
- Aspecto endoscópico de estenose da anastomose.
- Dessa forma, indica-se o tratamento endoscópico considerando-se as queixas do paciente, o tempo de pós-operatório e o aspecto endoscópico da anastomose.

CONTRAINDICAÇÕES

- Pacientes com coagulopatia ou em uso de terapia anticoagulante.
- Presença de úlcera marginal em atividade (recomenda-se o tratamento da úlcera antes da abordagem endoscópica).

AVALIAÇÃO PRÉ-PROCEDIMENTO

- Não há necessidade de profilaxia infecciosa com antibióticos.
- Não há necessidade formal de exames laboratoriais.
- Não há necessidade formal de exame radiológico contrastado.

SEDAÇÃO SUGERIDA

- Sedação leve a moderada com oxigenoterapia por cateter nasal e monitorização cardiorrespiratória.

MATERIAL E EQUIPAMENTOS

- Aparelho convencional de endoscopia digestiva alta de 9,8 mm de diâmetro (eventualmente um aparelho de diâmetro inferior pode ser conveniente).
- Não há necessidade formal de radioscopia (exceto casos especiais em que se prevê dificuldade técnica).
- Seringa com manômetro (Figura 13.5), sistema de insuflação (Figura 13.6) e cateter de balão hidrostático guiado de dilatação progressiva (12, 13,5 e 15 mm), para passagem pelo canal operatório do endoscópio – cateter de 24 cm, balão com 5,5 cm (Figura 13.7).

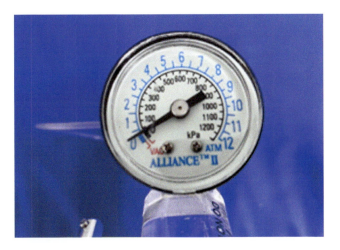

Figura 13.5 Seringa com água acoplada a manômetro (PSI/ATM).

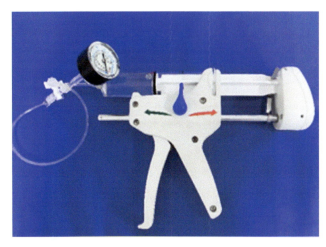

Figura 13.6 Sistema de insuflação para dilatação.

TÉCNICA ENDOSCÓPICA

- A dilatação é feita com balões hidrostáticos utilizados pelo canal operatório do endoscópio e que permitem ou não a passagem de fio-guia.[3,4] Temos preferência pelo cateter de balão hidrostático de dilatação progressiva de 12, 13,5 e 15 mm (5,5 cm comprimento do balão, 24 cm comprimento do cateter).
- A passagem do balão pela estenose é facilitada pelo eixo da alça intestinal, pela passagem de fio-guia e, eventualmente, pela utilização de radioscopia.
- Nos casos em que não é possível a passagem do aparelho, deve-se ter cautela ao passar o balão por uma estenose puntiforme, pois distal à estenose temos a alça aferente, que é cega, e a face intestinal da anastomose.[2,5]
- O fio-guia deve ser insinuado pela estenose e alojado preferencialmente na alça eferente.
- Com o fio-guia bem alojado distalmente, passa-se o balão suavemente e o dispositivo é posicionado para dilatação. Essa técnica dispensa o uso da radioscopia e minimiza a chance de perfuração na alça intestinal, que pode ocorrer na tentativa de passagem do balão às cegas, sem orientação do fio-guia[6] (Figuras 13.8 a 13.10).
- Após o correto posicionamento do balão (sugere-se que a anastomose fique na metade do balão, minimizando a chance de migração distal ou proximal do dispositivo no momento da dilatação), realiza-se a insuflação de forma progressiva até o calibre planejado. A insuflação do balão é feita com água destilada da seringa com manômetro acoplada ao sistema de insuflação. De acordo com o calibre desejado, utiliza-se determinada força em ATM/PSI, controlada e monitorada pelo manômetro (Figuras 13.11 a 13.13).

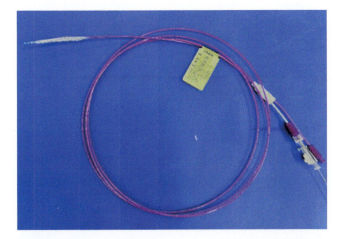

Figura 13.7 Cateter de balão hidrostático de dilatação progressiva.

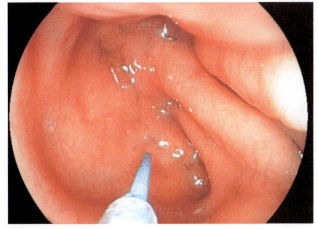

Figura 13.8 Balão de dilatação posicionado.

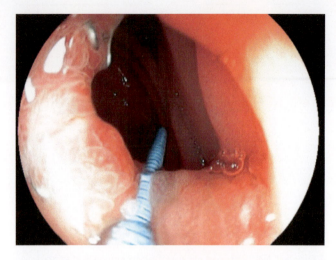

Figura 13.9 Fio-guia insinuado pela estenose da anastomose.

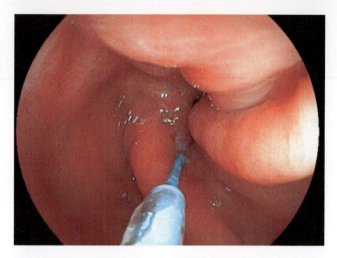

Figura 13.10 Fio-guia posicionado em direção à alça eferente.

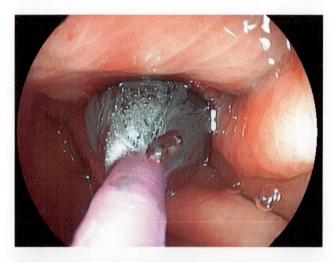

Figura 13.11 Balão posicionado na estenose da anastomose e início da dilatação.

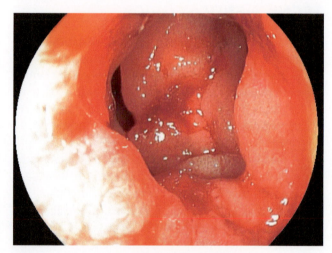

Figura 13.12 Anastomose pós-dilatação.

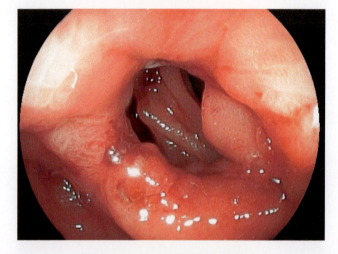

Figura 13.13 Anastomose pós-dilatação.

- Veja Vídeo 1 da técnica de dilatação endoscópica da estenose da anastomose gastrojejunal pós-bypass gástrico na Parte 2 deste Atlas.

ESTRATÉGIA DE DILATAÇÃO ENDOSCÓPICA

- A dilatação inicial, mesmo nas estenoses puntiformes, pode chegar a 15 mm.[5,6] No entanto, nossa conduta é pela dilatação progressiva, até 12 mm ou 13,5 mm na primeira sessão e até 15 mm nas sessões subsequentes, realizadas após sete ou 15 dias, o que parece ser mais seguro, com menor índice de complicações.[4]
- Alguns autores discutem a necessidade da realização de dilatações graduais em duas ou três sessões para minimizar o risco de perfuração e sugerem realizar o procedimento com balão hidrostático

de dilatação progressiva, de 12, 13,5 e 15 mm de diâmetro em uma única sessão, atingindo 15 mm, mesmo na estenose puntiforme, fazendo revisão clínica e endoscópica em dez dias.[5,7]

- Por vezes é possível monitorar a dilatação aproximando-se o endoscópio do balão e visualizando-se a linha de anastomose (Figuras 13.14 e 13.15) sendo rompida, com pequena laceração e sangramento (Figura 13.16). Nesse momento retira-se o balão e avalia-se o aspecto final (Figura 13.17).

DILATAÇÃO EM REOPERAÇÕES

- A estenose de anastomose gastrojejunal ocorre também em pacientes submetidos a reoperações ou conversão de cirurgia. Nessa situação os princípios técnicos de passagem do fio-guia e posicionamento correto do balão se tornam ainda mais importantes.

- Estenose de anastomose pós-cirurgia de conversão envolve gastrectomia vertical complicada com fístula convertida em Bypass gástrico (Figura 13.18). Detalhe da dificuldade de passagem do fio-guia na alça eferente (Figuras 13.19 e 13.20) e posicionamento correto e seguro do balão (Figura 13.21). Dilatação segura com balão bem posicionado (Figuras 13.22 a 13.25).

DILATAÇÃO E CURVA DE PERDA DE PESO

- Na derivação gástrica sem anel, alguns autores recomendam não ultrapassar 12 a 13 mm na dilatação, considerando a possibilidade de resultar em uma anastomose muito ampla, o que poderia ter influência na perda de peso em longo prazo.[8,9]

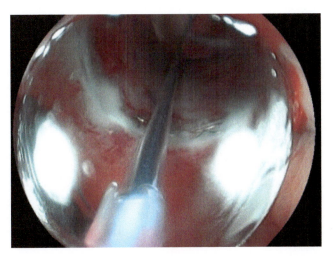

Figura 13.14 Linha de anastomose vista através do balão no momento da dilatação.

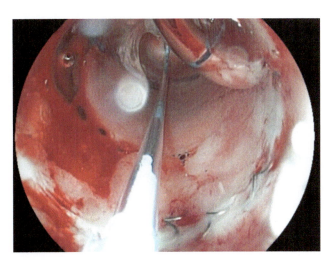

Figura 13.15 Rompimento da linha de anastomose.

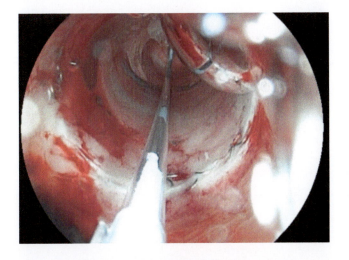

Figura 13.16 Laceração na linha de anastomose.

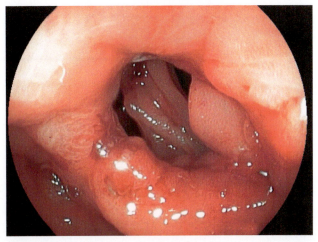

Figura 13.17 Anastomose dilatada.

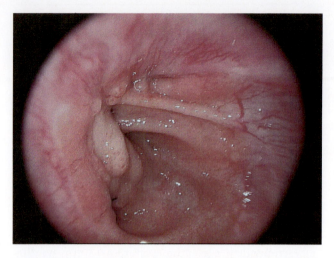

Figura 13.18 Estenose de anastomose pós-cirurgia de conversão.

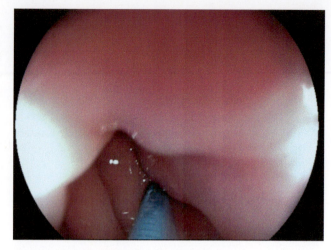

Figuras 13.19 Detalhe da dificuldade de passagem do fio-guia na alça eferente.

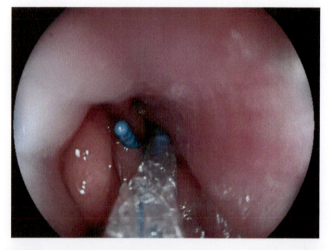

Figura 13.20 Detalhe da dificuldade de passagem do fio-guia na alça eferente.

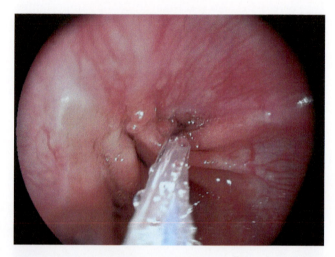

Figura 13.21 Posicionamento correto e seguro do balão.

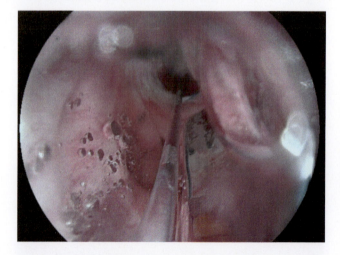

Figura 13.22 Dilatação segura com balão bem posicionado.

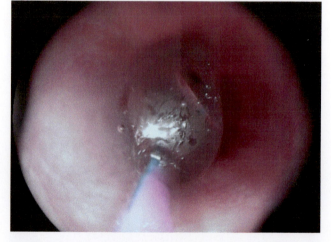

Figura 13.23 Início da desinsuflação.

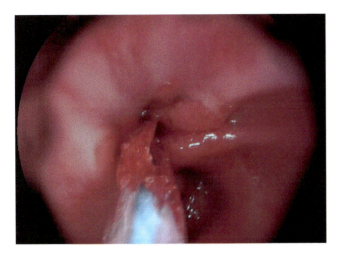

Figura 13.24 Balão desinsuflado.

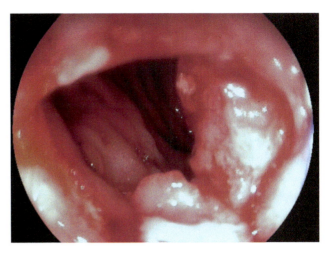

Figura 13.25 Anastomose dilatada.

- É controverso se uma dilatação até 15 ou 16 mm pode levar a ganho de peso ou perda de peso insatisfatória.
- Existe estudo em que a dilatação até 15 mm não esteve associada a problemas com o peso e reduziu o número de sessões de dilatação.[10]

DILATAÇÃO COM BALÃO × DILATAÇÃO COM VELAS

- É relatada dilatação com os dilatadores de Savary-Gilliard, e em revisão que comparou os dois métodos o resultado foi semelhante, com necessidade de duas ou três sessões e taxa de complicações de 3%.[4]
- No entanto, a dilatação progressiva com balão guiado, especialmente nas estenoses puntiformes, parece ser mais segura e efetiva,[2,5] sendo, sem dúvida, o método mais indicado.

RESULTADOS

- A maioria dos casos é resolvida em duas ou no máximo três sessões, com índice de resolução de 95 a 100%.[4,7] A Tabela 13.1 mostra resultados de séries

Tabela 13.1: Resumo de séries publicadas sobre dilatação com balão em estenose gastrojejunal pós-Bypass gástrico em Y-de-Roux (adaptada de Eisendrath *et al.*[7])

Estudo	Taxa de estenose (%)	Tempo ao diagnóstico	Sucesso	Número de sessões	Diâmetro do balão	Taxa de perfuração por paciente	Outros achados
Carrodeguas, 2006	94/1.291 (7,3%)	52,7 dias (20-194)	99%	Entre 1 e 4	Até 16,5 mm	2,1%	—
Peifer, 2007	43/801 (5,4%)	49,7 dias (24-197)	100%	96% em < 3	Entre 9-20 mm	0%	Aumento do risco de estenose em cirurgia aberta
Ukleja, 2008	61/1.012 (6,0%)	2 meses (1-6)	95%	Média = 2.3 (1-5)	Entre 6-18 mm	4,9%	Risco para perfuração: diabetes, hipertensão, obesidade grau 3
Mathews, 2009	58/888 (6,5%)	66,2 dias (12-365)	93%	Média = 2.2 (1-7)	Até 12 mm em 90%	3,2%	Aumento do risco de estenose em cirurgia laparoscópica
Costa, 2011	105/1.330 (7,8%)	2,7 meses (1-9)	100%	Média = 2.2 (1-4)	Entre 8-20 mm	1,8%	Mais dilatações em estenoses precoces e puntiformes
Yimcharoen, 2012	55/929 (5,9%)	46 < 90 dias 25 > 90 dias	84.7%	Média = 2.3 (1-15)	Entre 8-18 mm	1,3%	Insucesso maior da dilatação em estenoses tardias

de casos de tratamento de estenose da anastomose gastrojejunal tratados por dilatação endoscópica.[7]
- Dados limitados sugerem que estenoses tardias, após 90 dias, normalmente promovidas por processo cicatricial de úlcera marginal ou corpo estranho, estão associadas a maior chance de falha no tratamento endoscópico.[7]
- Outros fatores associados a falha no tratamento são presença de segmento isquêmico e fístula.

COMPLICAÇÕES

- As taxas de complicações da dilatação são baixas, entre 2 e 4%.[11,12] A perfuração corresponde à principal complicação e é a mais temida. Na maioria dos casos o tratamento endoscópico é conservador. Colocação de clipes metálicos, jejum e antibioticoterapia intravenosa são suficientes para o tratamento, porém uma parcela dos pacientes pode necessitar de tratamento cirúrgico, variando de 0 até 38%.[11]
- Moura *et al.*[12] avaliaram 64 pacientes com estenose da anastomose gastrojejunal submetidos a dilatação endoscópica com balão hidrostático. A ocorrência de perfuração foi relacionada com o maior número de necessidade de dilatações (p < 0,3) e com estenoses isquêmicas (p < 0,001). Sangramento foi relacionado com as estenoses isquêmicas (p = 0,047), e a falha no tratamento foi relacionada com segmentos isquêmicos (p = 0,02) e fístulas (p = 0,032).
- Estenose de anastomose gastrojejunal em paciente submetido a cirurgia revisional por fístula pode ser observada na Figura 13.26. Aspecto pós-dilatação, na Figura 13.27. Evidente perfuração puntiforme rente à linha de anastomose, nas Figuras 13.28. Colocação de clip metálico (Figura 13.29).

REFRATARIEDADE À DILATAÇÃO E TRATAMENTOS ALTERNATIVOS:

- As estenoses refratárias ao tratamento dilatador devem ser consideradas após quatro sessões consecutivas de dilatação sem melhora dos sintomas disfágicos ou impossibilidade de manutenção de um calibre adequado da anastomose.[12]
- A literatura disponível não fornece dados suficientes e de alta qualidade para definirmos a melhor maneira de tratar as estenoses refratárias pós-Bypass gástrico. As técnicas utilizadas são derivadas da experiência com estenoses de anastomoses esofágicas (esôfago-gástrica, esôfago-jejunal e esôfago-cólica), como estenotomia e injeção intralesional de corticoesteroides. A utilização de próteses metálicas autoexpansíveis e de aposição de lúmen está sendo descrita nos últimos anos com resultados variados.

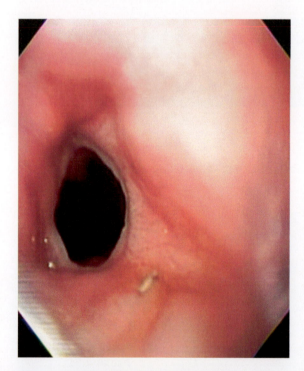

Figura 13.26 Estenose de anastomose gastrojejunal em paciente submetido a cirurgia revisional por fístula.

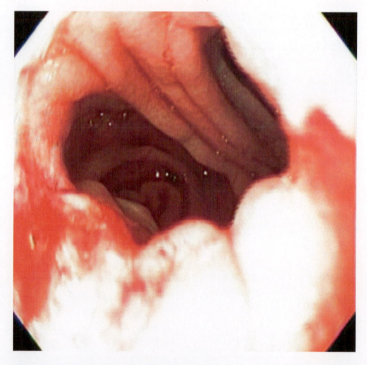

Figura 13.27 Aspecto pós-dilatação.

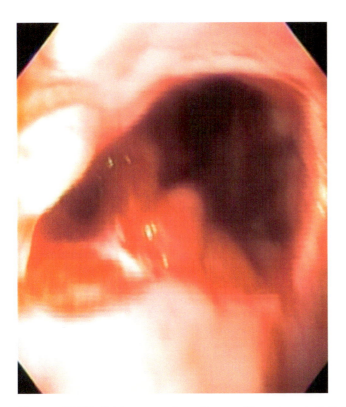 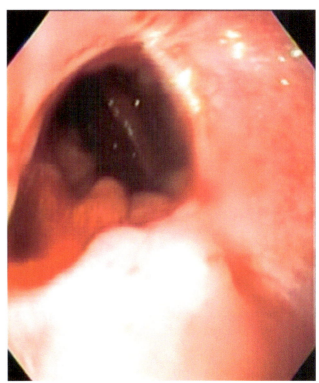

Figura 13.28 Evidente perfuração puntiforme rente à linha de anastomose.

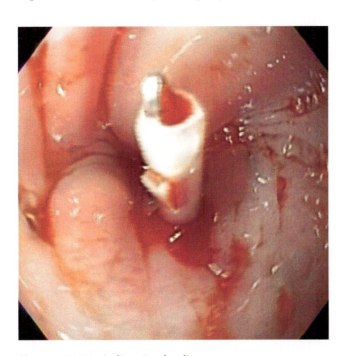

Figura 13.29 Aplicação de clipe.

Pontos-chave

- Indicação da dilatação endoscópica da anastomose considerando tempo de pós--operatório, aspecto endoscópico e sintomas do paciente.
- Uso de cateter de balão hidrostático de dilatação progressiva de 12, 13,5 e 15 mm.
- Posicionamento correto do balão: 3.1) usar fio-guia para orientar passagem do balão nas estenoses intransponíveis; 3.2) na possibilidade de passagem do aparelho, posicioná-lo na alça eferente, exteriorizar o balão e recuar o conjunto até o posicionamento na anastomose; 3.3) posicionar o balão de modo que a área da estenose fique, aproximadamente, na metade do balão, evitando migração durante a dilatação.
- Dilatação gradual, progressiva até 12 ou 13,5 mm na primeira sessão. Na segunda sessão, passados sete a dez dias, reavaliar aspecto da anastomose, sintomas do paciente e, se necessário, dilatar de forma progressiva até 15 mm (evitar dilatar acima de 15 mm).
- Realizar exame minucioso da área da anastomose após a dilatação para verificar eventual complicação.
- Depois de atingir 15 mm, alta da endoscopia. Retorno a critério clínico.

REFERÊNCIAS

1. Rocha LCM, Galvão Neto M, Campos J, Dib R. Correlação anatomoendoscópica da cirurgia bariátrica. In:

Campos J, Galvão Neto M, Ramos A, Dib R. Endoscopia bariátrica terapêutica: casos clínicos e vídeos. 1ª. ed. Rio de Janeiro: Revinter; 2014. p.7-13.

2. Kumar N, Thompson CC. Endoscopic management of complications after gastrointestinal weight loss surgery. Clin Gastroenterol Hepatol. 2013; 11:343-53.

3. Rocha LCM, Ayub Pérez OA, Arantes V. Endoscopic management of bariatric surgery complications: what the gastroenterologist should know. Revista de Gastroenterologia de Mexico. 2016;81:35-47.

4. Potack J. Management of post bariatric surgery anastomotic strictures. Tech Gastrointest Endosc. 2010; 12:136-40.

5. Rocha LCM, Mansur G, Galvão Neto M, Dib R. Estenose puntiforme de anastomose após BGYR - Dilatação endoscópica In: Campos J, Galvão Neto M, Ramos A, Dib R. Endoscopia bariátrica terapêutica: casos clínicos e vídeos. 1ª. ed. Rio de Janeiro: Revinter; 2014. p.125-6.

6. Espinel J, De-La-Cruz JL, Pinedo E, et al. Stenosis in laparoscopic gastric bypass: management by endoscopic dilation without fluoroscopic guidance. Rev Esp Enferm Dig. 2011;103:508-10.

7. Eisendrath P, Deviere J. Major complications of bariatric surgery: endoscopy as first-line treatment. Nat Rev Gastroenterol and Hepatol. 2015;12:701-10.

8. Cottam DR, Fisher B, Sridhar V, et al. The effect of stoma size on weight loss after laparoscopic gastric bypass surgery: results of a blinded randomized controlled trial. Obes Surg. 2009; 19:1317.

9. Ryskina KL, Miller KM, Aisenberg J, et al. Routine management of stricture after gastric bypass and predictors of subsequent weigth loss. Surg Endosc. 2010; 24:554-60.

10. Peifer KJ, Shiels AJ, Azar R, et al. Successful endoscopic management of gastrojejunal anastomotic strictures after Roux-en-Y gastric bypass. Gastrointest Endosc. 2007;66:248-52.

11. Caro L, Sanchez C, Rodriguez P, et al. Endoscopic balloon dilation of anastomotic strictures occurring after laparoscopic gastric bypass for morbid obesity. Dig Dis. 2008;26:314-17.

12. Moura EGH, Orso IRB, Aurelio EF, et al. Factors associated with complications or failure of endoscopic ballon dilation of anastomotic stricture secondary to Roux-enY gastric bypass surgery. Surgery for Obesity and Related Diseases. 2016;12:582-6.

14

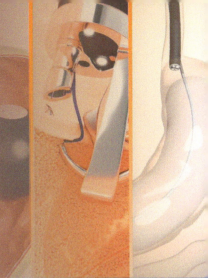

- João Paulo de Souza Pontual
- Eduardo Guimarães Hourneaux de Moura
- Bruno da Costa Martins

Tratamento Endoscópico da Estenose Pós-gastrectomia Vertical

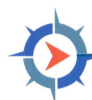

INTRODUÇÃO

A presença de sintomas como disfagia, vômitos, intolerância alimentar, perda de peso acelerada e doença do refluxo gastroesofágico no pós-operatório de gastrectomia vertical deve levantar a suspeita clínica de estenose. Esse evento adverso ocorre entre 0,1 e 4% das cirurgias. Uma avaliação endoscópica e radiológica detalhada deve ser feita para o esclarecimento diagnóstico.[1]

A esôfago-estômago-duodenografia (EED) fornece imagens detalhando a anatomia pós-operatória do trato digestivo superior. Algumas das alterações identificáveis são: presença de remanescente do fundo gástrico; segmento do tubo gástrico com estreitamento linear (estenose verdadeira); ou, mais frequentemente, uma angulação fixa, promovendo o retardo do escoamento do contraste.[2] Essa angulação pode ser ocasionada por aderências, promovendo o *kinking* do tubo gástrico, ou pela torção do seu eixo axial, conferindo o aspecto de *twisted sleeve* (Figura 14.1).[3]

Na endoscopia diagnóstica, a estenose pode não ser óbvia. Portanto, uma inspeção minuciosa sob baixa, média e máxima insuflação deve ser feita para avaliar a conformação do tubo gástrico. A linearidade do grampeamento e a distribuição das pregas gástricas devem ser observadas (Figura 14.2). Uma conformação espiralada em graus variados pode sugerir a presença de torção patológica do tubo gástrico. Outro padrão endoscópico é a identificação de angulação aguda e fixa sem a torção do eixo gástrico, podendo sugerir a presença de "kinking" por brida. Uma situação menos frequente é o estreitamento crítico da luz, impedindo a passagem do endoscópio (Figuras 14.3 a 14.5).[4]

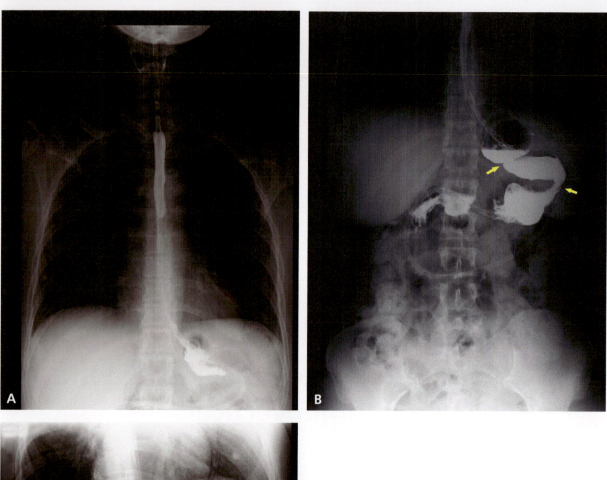
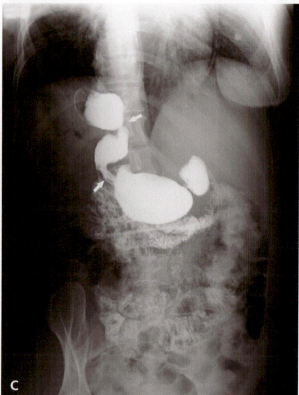

Figura 14.1 (A) EED evidenciando trânsito lentificado; (B e C) Remanescente de fundo gástrico dilatado; dois pontos de estreitamento luminal presentes em incidências distintas (AP e oblíquo) e em períodos distintos (10 e 15 minutos de exame).

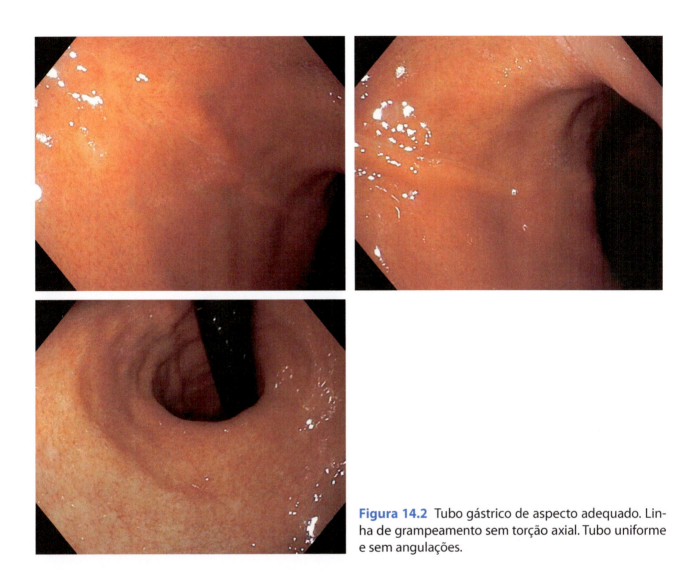

Figura 14.2 Tubo gástrico de aspecto adequado. Linha de grampeamento sem torção axial. Tubo uniforme e sem angulações.

Figura 14.3 Presença de esofagite erosiva grau "C" de Los Angeles. A linha de grampeamento do tubo gástrico apresenta evidente torção axial com angulação aguda na incisura.

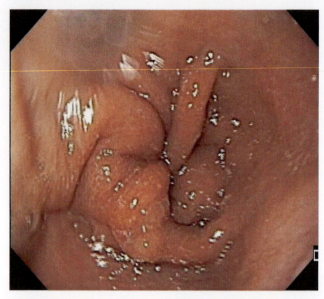

Figura 14.4 Estenose do terço médio do corpo com pregas assumindo conformação discretamente espiralada sob média insuflação, sugerindo a presença de *twist*.

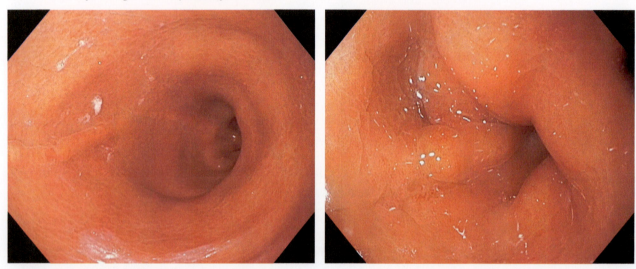

Figura 14.5 Linha de grampeamento apresenta mínima perda da linearidade considerada dentro da normalidade, mas se nota uma angulação aguda e fixa na incisura.

Todos os achados endoscópicos e radiológicos devem ser interpretados a partir da história clínica do paciente, visando nortear a conduta terapêutica apropriada.

TRATAMENTO ENDOSCÓPICO

Tabela 14.1	
Indicações	Sintomas obstrutivos (disfagia, vômitos, intolerância alimentar ou saciedade precoce) e sintomas não obstrutivos (DRGE, dor abdominal) associados a achados endoscópicos/radiológicos sugestivos de estenose
Contraindicações	Pós-operatório inferior a quatro semanas

Não há um *guideline* universalmente aceito para o manejo da estenose do tubo gástrico.(1) Tradicionalmente, a dilatação endoscópica é a primeira opção terapêutica. A dilatação hidrostática possui a praticidade dos balões *through the scope* (TTS), que são usados através do canal de 2,8 mm. Contudo, seu diâmetro máximo de apenas 20 mm atinge uma taxa de sucesso limitada (Figura 14.6).[5] Os balões hidrostáticos são uma opção nas estenoses muito cerradas, porém a primeira escolha costuma ser a dilatação pneumática por balão de 30 mm. O procedimento pode ser repetido em intervalos de duas a quatro semanas, quando necessário. Um total de três a quatro sessões podem ser executadas com incrementos escalonados para balões de 35 e 40 mm nos casos com resposta inadequada.[6]

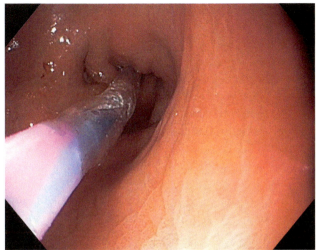
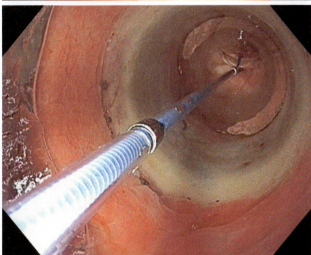
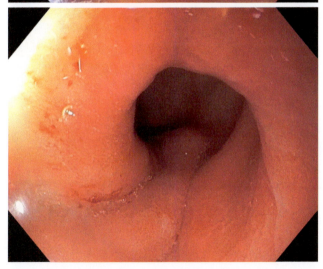

Figura 14.6 Dilatação hidrostática para 20 mm com balão TTS.

Havendo falha da dilatação pneumática, a próxima etapa terapêutica é a colocação de prótese metálica autoexpansível. A prótese deve permanecer por duas a seis semanas diante do risco de migração e crescimento excessivo de tecido de granulação nos intervalos maiores.[7]

Quando o uso da prótese não logra sucesso no controle da estenose, a cirurgia revisional estaria indicada. Contudo, a estenotomia gástrica por túnel submucoso, genericamente chamada de G-POEM, tem mostrado resultados promissores na resolução desses casos. O racional consiste na secção da musculatura gástrica sob visão direta. A estenose é tratada seguindo o mesmo princípio da seromiotomia cirúrgica, mas com maior precisão, minimizando o risco de perfuração transmural. Tais características não são oferecidas por nenhuma outra modalidade terapêutica.[8-10]

DILATAÇÃO PNEUMÁTICA

Cuidados pré-procedimento

- **Propedêutica pré-procedimento:** Endoscopia digestiva alta e EED para avaliar a anatomia e grau de estenose do sleeve.
- **Tipo de sedação sugerida:** Intubação orotraqueal confere um procedimento mais confortável, mas pode ser realizado com segurança sob sedação profunda com acompanhamento anestesiológico.
- **Profilaxia infecciosa:** Não é necessária.[11]
- **Anticoagulação:** As terapias endoscópicas para estenose da gastrectomia vertical são procedimentos de alto risco para sangramento – é necessária a suspensão dos agentes anticoagulantes. O risco de eventos adversos deve ser discutido com o paciente e com seu médico assistente. O momento da interrupção deve seguir as recomendações apropriadas para cada droga. Não existe consenso sobre o momento ideal de reinício da anticoagulação, podendo ser reintroduzida em duas a 72 horas após o procedimento. O endoscopista deve pesar o potencial risco e magnitude do dano de um evento trombótico.[12]
- **Materiais e equipamentos necessários:** Gastroscópio com canal de trabalho de 2,8 mm; fio-guia de Savary ou hidrofílico de 0,035"; balão dilatador pneumático; insuflador com manômetro.

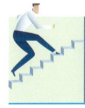

DESCRIÇÃO DOS PASSOS TÉCNICOS – DILATAÇÃO PNEUMÁTICA SEM RADIOSCOPIA

1. Posicionamento padrão de uma endoscopia digestiva alta: paciente em decúbito lateral esquerdo, com o endoscopista ao lado esquerdo da maca.
2. Inspeção e detalhamento anatômico do estômago tubulizado, estimando a topografia e a extensão da estenose.

3. Passagem de fio-guia em posição duodenal.
   a) O fio-guia metálico de Savary é preferível para o procedimento. Possui uma extremidade flexível, pouco traumática e mais calibrosa que impede a transposição acidental do balão. Deve ser posicionado sob visão direta na segunda ou terceira porção duodenal. Seu avanço às cegas é perigoso e deve ser evitado. O corpo metálico, mais rígido que o fio-guia hidrofílico, confere maior estabilidade no avanço do balão (Figura 14.7).
   b) O fio-guia hidrofílico, rotineiramente empregado em CPER, também pode ser usado. Possui a versatilidade de dispensar a visualização direta para seu avanço, devido à sua ponta maleável e atraumática – útil nas estenoses não transponíveis (Figura 14.8).

4. Retirada do gastroscópio mantendo o fio-guia na posição.
5. Introdução do balão pneumático sobre o fio-guia. Após sua passagem pelo músculo cricofaríngeo, o gastroscópio deve ser introduzido, acompanhando o avanço e o posicionamento do balão.
6. O auxiliar deve manter o fio-guia estático para evitar seu deslocamento inadvertido durante o avanço do balão.
7. Os balões pneumáticos possuem três marcações dividindo sua extensão ao meio. A marca central deve ser posicionada o mais próximo possível do epicentro da estenose para conferir estabilidade do posicionamento durante a insuflação (Figura 14.9).

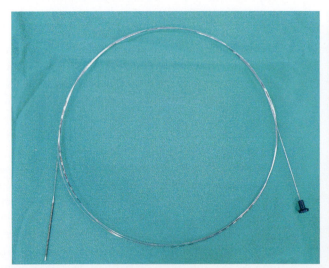
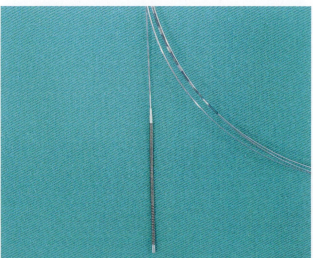

Figura 14.7 Fio-guia de Savary.

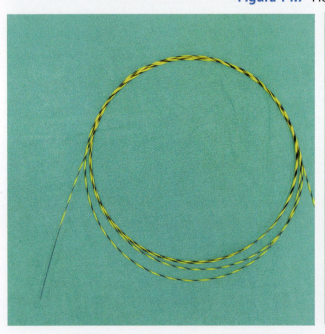
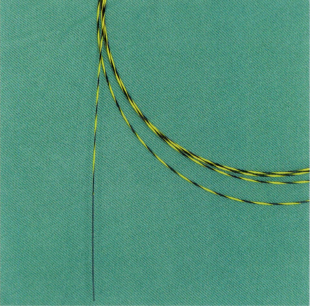

Figura 14.8 Fio-guia hidrofílico.

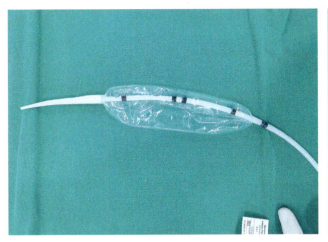
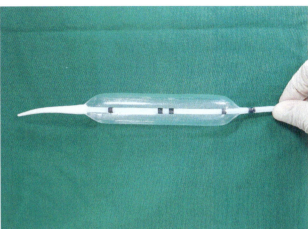

Figura 14.9 Balão pneumático.

Atenção

O balão dilatador não deverá transpor o piloro, diante do risco de perfuração. Sua posição deve ser confirmada endoscopicamente (Figura 14.10).

Atenção

A extremidade proximal do balão deve ficar abaixo da cárdia para evitar a dilatação desnecessária dessa área (Figura 14.11).

8. Iniciar a insuflação com a estenose sob visão endoscópica. O balão pode apresentar deslocamento durante sua expansão, devendo ser corrigido durante o procedimento.

9. A insuflação pneumática é um processo mais lento e trabalhoso em relação à dilatação hidrostática. A compressão do ar diante da pressão crescente impõe a necessidade de repetidos ciclos de insuflação. É importante utilizar insufladores com maior capacidade de volume (Figuras 14.12 e 14.13).

10. Detalhes da insuflação pneumática.
    a) São necessários vários ciclos de insuflação para atingir a pressão-alvo. O auxiliar precisa estar instruído quanto ao manuseio da válvula de três vias. Ao operá-la durante os ciclos, há um pequeno escape de ar, que se torna relevante nas pressões mais elevadas. Ocluir firmemente a saída do ar com o dedo durante a rotação da válvula é o suficiente para reduzir as perdas (Figura 14.14).

11. Não há consenso quanto à duração da dilatação depois de atingir a pressão-alvo. Como trata-se de

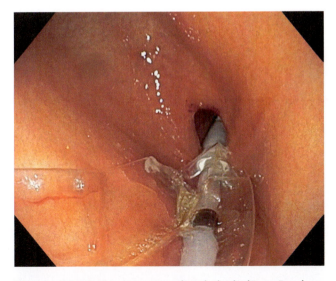

Figura 14.10 O segmento distal do balão não deve transpor o piloro.

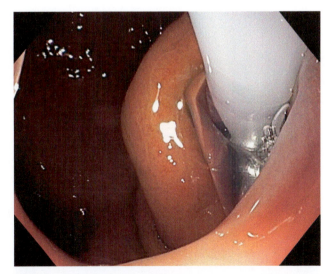

Figura 14.11 O segmento proximal do balão não deve envolver a cárdia.

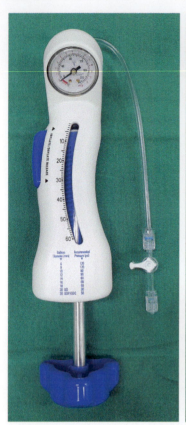 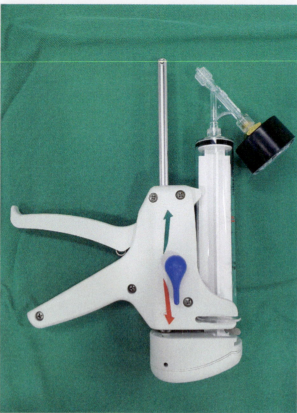 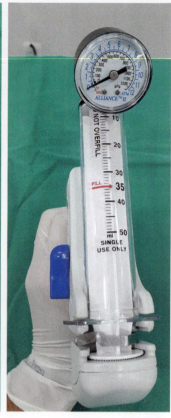

Figura 14.12 Insufladores descartáveis com volume ≥ 50 mL.

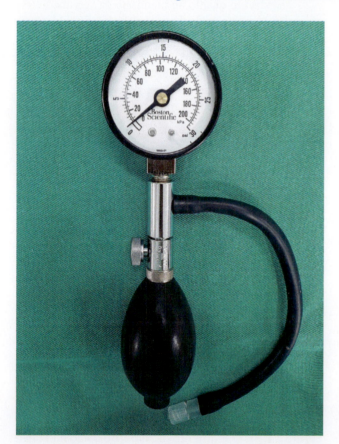

Figura 14.13 Insuflador permanente.

uma estenose fisiopatologicamente distinta das demais estenoses benignas, sugerimos manter o balão insuflado por pelo menos 5 minutos. Intervalos de 1 a 20 minutos são propostos na literatura. Dados apontam para resultados superiores nas dilatações mais longas.[13] Alguns autores sugerem repetir o ciclo depois de desinsuflar o balão a primeira vez.

12. Durante a dilatação, a área de palidez causada pela compressão deve ser observada e mensurada. O surgimento de áreas isquêmicas violáceas ou lacerações impõe maior cautela na insuflação, pois estão mais associadas a eventos adversos (Figura 14.15).
13. Após o período estipulado, o balão é desinsuflado. Lacerações profundas podem estar presentes nas estenoses mais severas. Deve-se proceder com lavagem e inspeção minuciosa à procura de complicações.
14. Caso necessário, novas dilatações podem ser realizadas em intervalo de duas a quatro semanas com diâmetros progressivos de 35 e 40 mm.

Dilatação pneumática com radioscopia

1. Iniciar com a inspeção endoscópica e posicionar o fio-guia conforme previamente descrito.

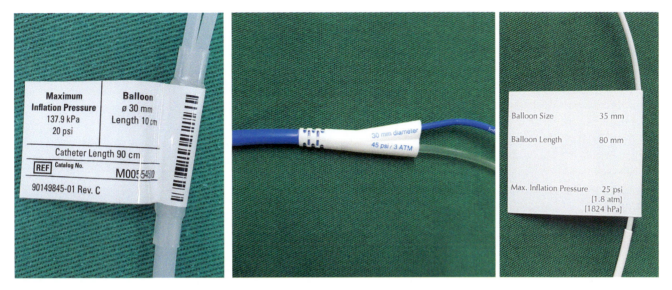

Figura 14.14 Algumas publicações citam a pressão de 20 psi como alvo universal. Contudo, ela se aplica apenas a um modelo popular com diâmetro de 30 mm. A pressão-alvo varia de acordo com o fabricante e com o diâmetro do balão.

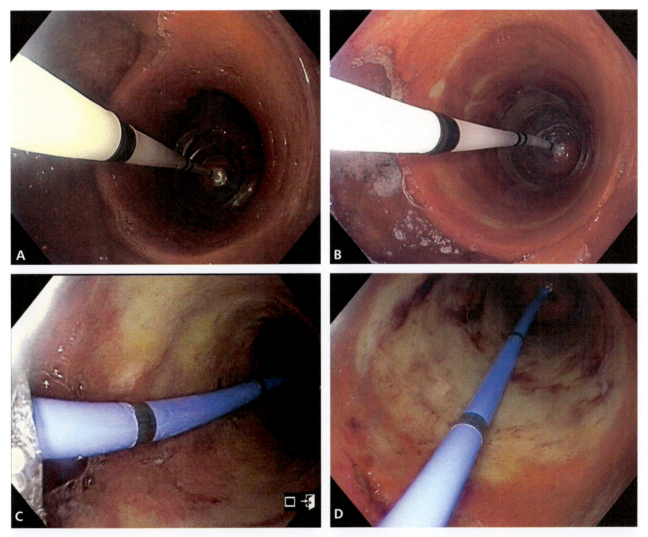

Figura 14.15 (A) Mínima compressão; (B) Pequenas faixas de palidez intercaladas; (C) Longa área de palidez com pequenas lacerações; (D) Áreas de isquemia violácea com presença de laceração longa e profunda às 9 horas.

2. Marcação metálica na projeção cutânea dos pontos anatômicos de interesse (cárdia, estenose, piloro) pode ser dispensada. A rigidez do balão deforma o estômago durante sua passagem, tornando a marcação imprecisa.
3. A introdução do balão dilatador sob radioscopia é útil para confirmar o adequado posicionamento do fio-guia. Posicionar a marca central do balão onde a estenose é estimada. Ajustar as marcações sob visão endoscópica conforme etapas descritas previamente.
4. Realizar a insuflação pneumática sob radioscopia dinâmica, acompanhando a perda progressiva da cintura do balão (Figura 14.16).
5. Após a conclusão da dilatação, o balão é desinsuflado para a inspeção endoscópica conforme descrito previamente.
6. Caso haja suspeita de perfuração, é possível realizar um EED com fluoroscopia para identificar possível escape de contraste.

PONTOS DE PERIGO E ARMADILHAS
COMO EVITÁ-LAS

- O balão não deverá transpor o piloro. Sua dilatação para 30 mm impõe risco aumentado de perfuração.
- A extremidade proximal do balão deve ficar abaixo da cárdia, para evitar dilatação desnecessária dessa topografia.

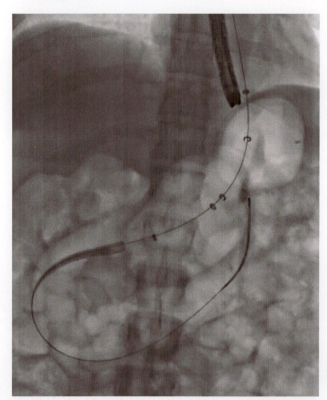

Figura 14.16 Dilatação pneumática sob radioscopia.

- Durante a introdução do balão, o fio-guia pode ser deslocado. O endoscopista e seu auxiliar devem estar atentos para minimizar complicações.

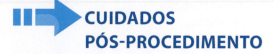

CUIDADOS PÓS-PROCEDIMENTO

- **Pós-operatório:** Dor, náusea e vômitos são frequentes – manter antieméticos e analgésicos por dois a três dias.
- **Dieta:** Líquida por 1-2 dias e progredir conforme aceitação.

EVENTOS ADVERSOS (0-6%)[5]

- Hemorragia: normalmente autolimitada ou de fácil controle.
- Perfuração: evento raro, risco aumentado em balões ≥ 35 mm.[14]

 Veja Vídeo 1 – Terceira sessão de dilatação em pós-operatório tardio de gastrectomia vertical com estenose em "twist" na Parte 2 deste Atlas).

COLOCAÇÃO DE PRÓTESE METÁLICA EXPANSÍVEL

Cuidados pré-procedimento

- **Tipo de sedação sugerida:** Sedação profunda com acompanhamento anestesiológico. Profilaxia infecciosa: Não é necessária.[11]
- **Anticoagulação:** Mesma orientação descrita na dilatação pneumática.
- **Materiais e equipamentos necessários:** Gastroscópio com canal de trabalho de 2,8 mm; fio-guia de 0,035"; prótese metálica autoexpansível.

DESCRIÇÃO DOS PASSOS TÉCNICOS

1. A colocação da prótese pode ser executada sob radioscopia ou orientação endoscópica.
2. Escolha da prótese:
   a) Na estenose sem associação de fístula, a primeira escolha é a prótese esofágica totalmente recoberta. A parcialmente recoberta pode ser usada em casos selecionados. Existem publicações que se

referem ao uso de próteses duodenais e de aposição de lúmen como opções. Quando há presença de fístula, podemos lançar mão de "stents" bariátricos longos desenhados para essa finalidade. Tal método é detalhado no Capítulo 7.

b) Calibre 18 mm ou superior, levando em consideração o grau de estenose percebido pelo endoscopista.
c) O comprimento deve ser individualizado de acordo com o comprimento da estenose. Para o posicionamento ideal, a flange distal deve ficar na região prepilórica e a flange proximal, 2,0 cm acima da margem oral da estenose. Nas estenoses sem associação de fístula, a prótese deve ser posicionada apenas no estômago.

3. Posicionamento do fio-guia no duodeno, seguido da remoção do aparelho.
4. Passagem da prótese sobre o fio-guia.
5. O disparo da prótese deve seguir a orientação de cada fabricante. Seu posicionamento deve ser regulado sob visão direta ou radioscópica.
   a) Existem fabricantes que permitem a passagem do sistema de entrega da prótese esofágica por um canal de trabalho terapêutico, não havendo a necessidade de remover o endoscópio após o posicionamento do fio-guia.
6. Após seu disparo completo, a topografia da flange proximal deve ser avaliada. Permear a prótese com o endoscópio pode deslocá-la, devendo ser feito com cautela (Figura 14.17).

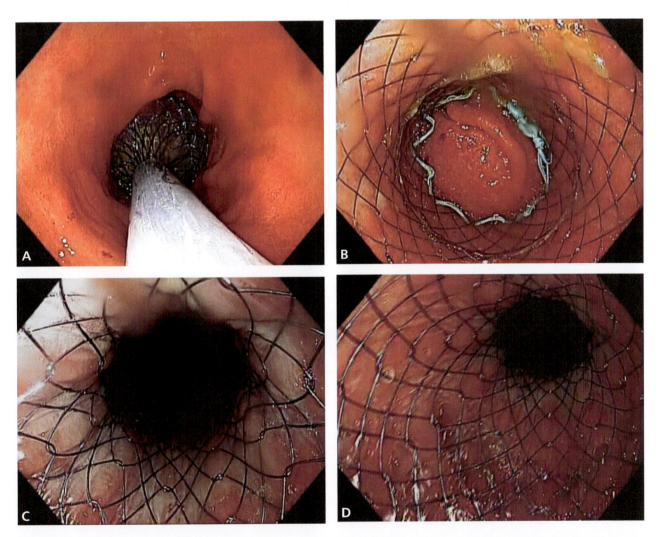

Figura 14.17 (A) Flange distal disparada na região prepilórica; (B) Prótese posicionada no antro distal, mantendo distância do piloro para permitir a passagem do alimento; (C e D) A estenose é lentamente dilatada pela força radial da prótese.

PONTOS DE PERIGO E ARMADILHAS
COMO EVITÁ-LAS

- A migração é uma complicação frequente. Reavaliações clínicas, radiográficas ou endoscópicas devem ser programadas.
- O alinhamento da flange distal com o piloro nem sempre é possível. Uma distância de 2-3 cm deve ser mantida para evitar sintomas obstrutivos.
- Próteses parcialmente recobertas possuem um risco aumentado de crescimento excessivo do tecido de granulação. Sugerimos sua remoção em duas semanas. Caso necessite de permanência mais longa, é prudente realizar uma avaliação endoscópica periódica para acompanhamento do grau de granulação (Figuras 14.18 a 14.20).

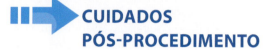

CUIDADOS PÓS-PROCEDIMENTO

- **Pós-operatório**: Dor abdominal é um sintoma frequente. Analgésicos e antiespasmódicos devem ser prescritos. A resolução súbita do desconforto abdominal deve levantar suspeita imediata de migração.
- **Dieta**: Líquida por dois dias, seguida de dieta pastosa pelo tempo de permanência da prótese.

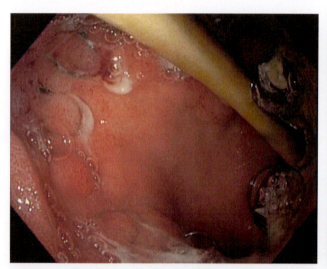
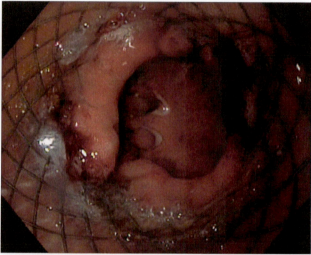

Figura 14.18 Prótese parcialmente recoberta com granulação incorporando as flanges no 14º dia após sua colocação.

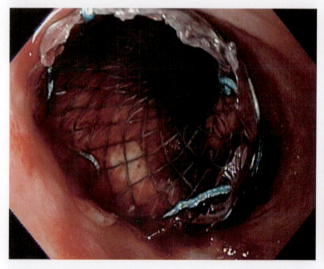
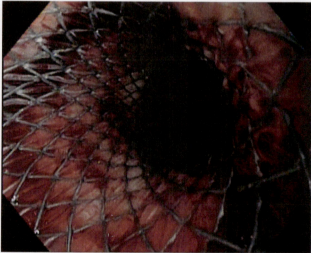

Figura 14.19 Introduzindo uma segunda prótese totalmente recoberta para causar isquemia no tecido de granulação.

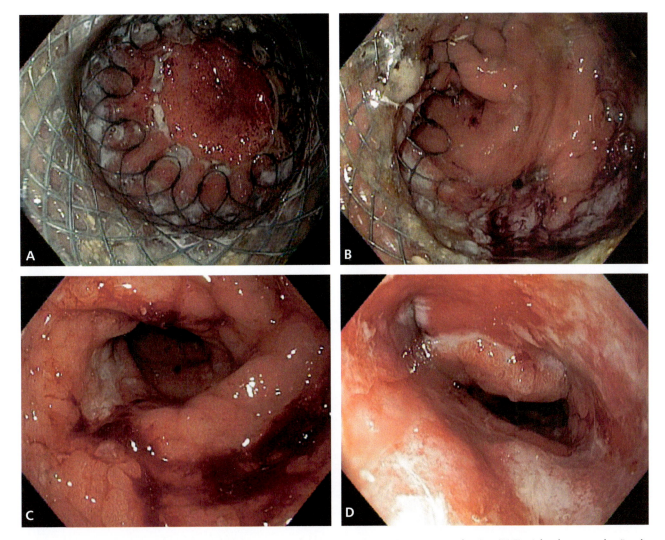

Figura 14.20 (A) Segunda prótese bem posicionada no 10º dia após sua introdução; (B) Tecido de granulação da flange não recoberta apresentou regressão, permitindo sua remoção; (C e D) Aspecto após a remoção.

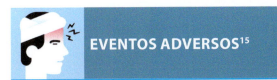

EVENTOS ADVERSOS[15]

- Migração: 30%
- Sangramento: 1%
- Perfuração: raro (Figuras 14.18 e 14.20)

ESTENOTOMIA POR TÚNEL SUBMUCOSO

Materiais e equipamentos necessários: Gastroscópio com canal de trabalho de 2,8 mm; insuflador de CO_2; "cap" transparente curto, de preferência afunilado; cateter injetor; faca endoscópica da predileção do endoscopista (*needle, triangle* ou *hook*); fórceps hemostático monopolar; clipes endoscópicos; solução coloide; índigo carmim. O uso de uma unidade eletrocirúrgica moderna, com modulação de onda por leitura da bioimpedância tecidual, é muito importante nesse tipo de procedimento. O endoscopista deve estar familiarizado com os diversos tipos de corrente, assim como o melhor momento para usá-los.

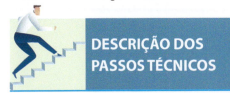

DESCRIÇÃO DOS PASSOS TÉCNICOS

1. Paciente em decúbito dorsal ou lateral esquerdo, com o endoscopista ao lado esquerdo da maca.
2. Exame endoscópico com planejamento da extensão e quadrante da miotomia. A miotomia rente à linha de sutura possui um menor risco de sangramento durante o procedimento, contudo, a confecção do túnel é laboriosa, devido à fibrose da submuco-

sa. A tunelização nos demais quadrantes é mais simples, mas há maior risco de sangramento e pneumoperitônio.
3. Para a confecção do túnel, existem várias opções de solução para injeção da submucosa. As de preferência do autor são os coloides de gelatina sulfonada, acrescidos de índigo carmim (500 mL de coloide + 2 mL de corante).
4. A mucosotomia para entrada do túnel deve ser feita 2 cm ou mais acima de onde o início da miotomia é estimado. Procede-se com a injeção de uma bolha na submucosa, seguida de incisão da mucosa. A mucosotomia tende a ampliar com a manipulação, devendo ser o menor possível para que permita o acesso ao túnel.
5. Manter o trajeto planejado para o túnel submucoso é particularmente difícil nos casos de "twist", pois a torção axial dificulta a orientação e progressão da dissecção.
6. A dissecção é feita rente à camada muscular própria até a transposição da estenose.
7. A miotomia pode ser de espessura parcial ou total, devendo cobrir todo o trajeto estenótico.
8. O surgimento de pneumoperitônio deve ser tratado com punção da parede abdominal no hipocôndrio esquerdo ou região periumbilical.
9. O endoscopista deve estar familiarizado com o controle de sangramentos vultuosos, e seu assistente deve estar preparado para responder de imediato nas trocas necessárias de instrumental.
10. Após o término da miotomia, a mucosotomia é fechada com clipes (Figura 14.21).

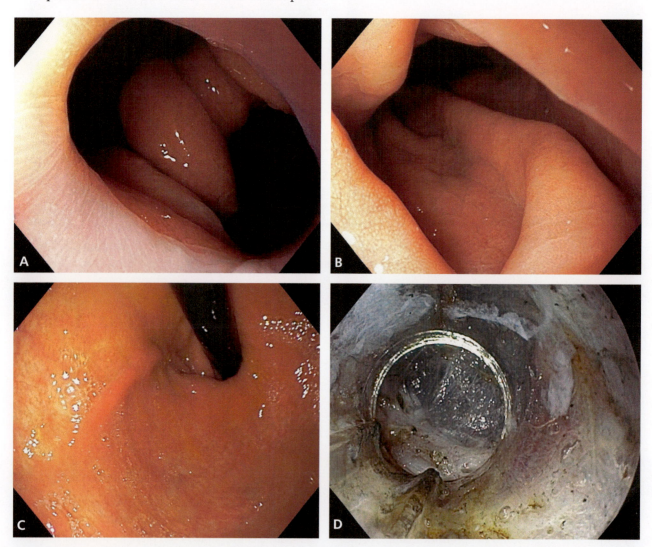

Figura 14.21 (A) visão da TEG com septo formado pelo remanescente dilatado do fundo gástrico; (B) Corpo com leve torção axial persistente após três sessões de dilatação; (C) Retrovisão no antro – linha de grampeamento com torção axial e formação de estenose na incisura; (D) Confecção do túnel submucoso rente à camada muscular própria.

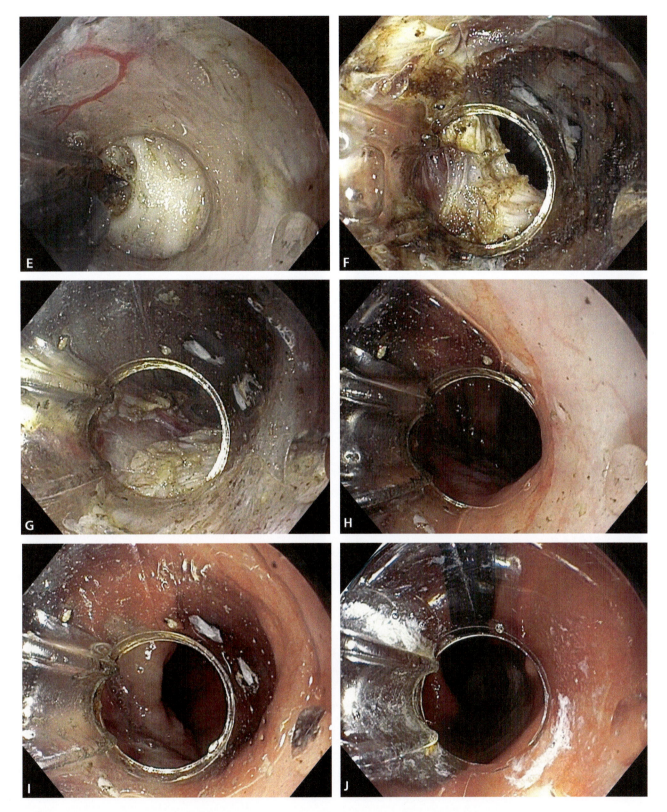

Figura 14.21 (Cont.) (E, F e G) Miotomia em espessura total da região subcárdica ao antro proximal; (H) Visão da TEG com o colapso do septo; (I) Corpo com correção do twist; (J) Incisura com ampliação da luz e perda do aspecto espiralado.

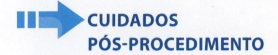

CUIDADOS PÓS-PROCEDIMENTO

- **Pós-operatório**: Manter internamento por três a cinco dias. Vigiar sinais vitais e o padrão de evolução da dor abdominal.
- **Dieta**: Líquida por 24h, seguida de dieta pastosa por uma semana.
- **Profilaxia infecciosa**: Cobertura para gram-negativos e anaeróbios.
- **Reintrodução da anticoagulação**: Aguardar a reintrodução da anticoagulação por cinco dias, quando possível.

Pontos-chave

- Sintomas obstrutivos devem ser investigados com EED e EDA.
- A terapia endoscópica é o tratamento de primeira linha para a estenose do tubo gástrico.
- A dilatação pneumática é eficaz e apresenta bom perfil de segurança.
- Prótese metálica autoexpansível pode ser usada no tratamento de segunda linha.
- A estenotomia por túnel submucoso é uma modalidade promissora para evitar a cirurgia revisional.

REFERÊNCIAS

1. Nath A, Yewale S, Tran T, Brebbia JS, Shope TR, Koch TR. Dysphagia after vertical sleeve gastrectomy: Evaluation of risk factors and assessment of endoscopic intervention. World J Gastroenterol. 2016;22(47):10371-9.
2. Levy JL, Levine MS, Rubesin SE, Williams NN, Dumon KR. Stenosis of gastric sleeve after laparoscopic sleeve gastrectomy: Clinical, radiographic and endoscopic findings. Br J Radiol. 2018;91(1089).
3. Manos T, Nedelcu M, Cotirlet A, Eddbali I, Gagner M, Noel P. How to treat stenosis after sleeve gastrectomy? Surg Obes Relat Dis [Internet]. 2017;13(2):150-4. doi: http://dx.doi.org/10.1016/j.soard.2016.08.491.
4. Donatelli G, Dumont JL, Pourcher G, Tranchart H, Tuszynski T, Dagher I, et al. Pneumatic dilation for functional helix stenosis after sleeve gastrectomy: long-term follow-up (with videos). Surg Obes Relat Dis [Internet]. 2017;13(6):943-50. doi: http://dx.doi.org/10.1016/j.soard.2016.09.023.
5. Deslauriers V, Beauchamp A, Garofalo F, Atlas H, Denis R, Garneau P, et al. Endoscopic management of post-laparoscopic sleeve gastrectomy stenosis. Surg Endosc. 2018;32(2):601-9.
6. Agnihotri A, Barola S, Hill C, Galvão Neto M, Campos J, Singh VK, et al. An algorithmic approach to the management of gastric stenosis following laparoscopic sleeve gastrectomy. Obes Surg. 2017;27(10):2628-36.
7. Aburajab MA, Max JB, Ona MA, Gupta K, Burch M, Michael Feiz F, et al. Covered esophageal stenting is effective for symptomatic gastric lumen narrowing and related complications following laparoscopic sleeve gastrectomy. Dig Dis Sci. 2017;62(11):3077-83.
8. Farha J, Fayad L, Kadhim A, Şimşek C, Badurdeen DS, Ichkhanian Y, et al. Gastric Per-Oral Endoscopic Myotomy (G-POEM) for the treatment of Gastric Stenosis Post-Laparoscopic Sleeve Gastrectomy (LSG). Obes Surg. 2019;29(7):2350-4.
9. Moura DTH, Jirapinyo P, Aihara H, Thompson CC. Endoscopic tunneled stricturotomy in the treatment of stenosis after sleeve gastrectomy. VideoGIE [Internet]. 2019;4(2):68-71. doi: https://doi.org/10.1016/j.vgie.2018.09.013.
10. Moura EGH, Moura DTH, Sakai CM, Sagae V, Madruga Neto AC, Thompson CC. Endoscopic tunneled stricturotomy with full-thickness dissection in the management of a sleeve gastrectomy stenosis. Obes Surg. 2019;29(8):2711-2.
11. Khashab MA, Chithadi KV, Acosta RD, Bruining DH, Chandrasekhara V, Eloubeidi MA, et al. Antibiotic prophylaxis for GI endoscopy. Gastrointest Endosc. 2015;81(1):81-9.
12. Acosta RD, Abraham NS, Chandrasekhara V, Chathadi KV, Early DS, Eloubeidi MA, et al. The management of antithrombotic agents for patients undergoing GI endoscopy. Gastrointest Endosc [Internet]. 2016;83(1):3-16. doi: http://dx.doi.org/10.1016/j.gie.2015.09.035.
13. Dhorepatil AS, Cottam D, Surve A, Medlin W, Zaveri H, Richards C, et al. Is pneumatic balloon dilation safe and effective primary modality of treatment for post-sleeve gastrectomy strictures? A retrospective study. BMC Surg. 2018;18(1):8-13.
14. Baretta G, Campos J, Correia S, Alhinho H, Marchesini JB, Lima JH, et al. Bariatric postoperative fistula: a life-saving endoscopic procedure. Surg Endosc. 2015 Jul;29(7):1714-20. doi: http://dx.doi.org/10.1007/s00464-014-3869-z. Epub 2014 Oct 8.
15. Okazaki O, Bernardo WM, Brunaldi VO, Clemente Junior CCD. Efficacy and Safety of Stents in the Treatment of Fistula After Bariatric Surgery : a Systematic Review and Meta-analysis. 2018 Jun;28(6):1788-96. doi: http://dx.doi.org/10.1007/s11695-018-3236-6.

15

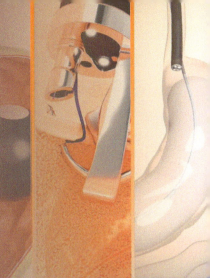

- Ivan R. B. Orso
- Thiago Alonso Domingos
- Bruno da Costa Martins

CPRE pós-Bypass Gástrico em Y-de-Roux

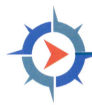

INTRODUÇÃO

A obesidade e seus efeitos na saúde estão se tornando uma epidemia mundial. No Brasil, o sobrepeso já acomete mais de 50% da população, e a obesidade está próxima dos 20%.[1] Como consequência do aumento dessa patologia, a cirurgia bariátrica também vem sendo realizada com maior frequência.

A obesidade já é um fator de risco para colelitíase e, quando associada à perda rápida de peso causada pela cirurgia bariátrica, esse risco aumenta ainda mais. Estudos demonstram uma prevalência de colelitíase variando de 14% a 27% em pacientes em preparo para cirurgia bariátrica. Associado a isso, após a cirurgia, aproximadamente um terço dos pacientes operados que não tinham colelitíase previamente vão desenvolver cálculos biliares.[2-4]

A alta incidência de colelitíase nesse grupo de pacientes invariavelmente vai levar a uma proporção significativa de casos de coledocolitíase, com complicações variando de discreta alteração de enzimas até pancreatite biliar. Quando essas complicações se desenvolvem, a colangiografia endoscópica retrógrada (CPRE) é geralmente indicada.[5,6] Embora a indicação mais frequente da CPRE pós-bariátrica seja a coledocolitíase, essa técnica pode também ser utilizada para o tratamento de estenoses biliares, fístulas e diagnóstico, paliação ou tratamento de neoplasias pancreatobiliares.[4]

Nos pacientes submetidos a gastrectomia vertical (sleeve gástrico), a CPRE pode ser realizada de forma habitual. Já nos pacientes submetidos a Bypass gástrico em Y-de-Roux, o acesso à papila apresenta uma desafio técnico significativo, devido à alteração anatômica impedindo o acesso direto ao duodeno, associada ao comprimento longo das alças alimentar e biliopancreática.[2]

Diferentes abordagens podem ser utilizadas para se realizar CPRE em pacientes com Bypass gástrico e doenças bileopancreáticas, dependendo da severidade da patologia e da doença a ser tratada. As abordagens mais comuns incluem a enteroscopia peroral, a CPRE assistida por laparoscopia, técnicas percutâneas e, mais recentemente, a CPRE através de fístula gastro-gástrica realizada com auxílio de ecoendoscopia.[2-4]

DESAFIOS NA CPRE PÓS-BYPASS GÁSTRICO EM Y-DE-ROUX

Na anatomia após o Bypass gástrico, o duodenoscópio não pode mais acessar o duodeno através do estômago. Em vez disso, precisa avançar pelo pouch gástrico, alça alimentar, anastomose jejunal e subir a alça biliopancreática para acessar a papila (Figura 15.1).

No Bypass, cada uma das alças tem entre 100 e 150 cm, geralmente excedendo bastante o comprimento do duodenoscópio. Além disso, a formação de alças, angulações e, ocasionalmente, anastomoses de calibre reduzido pode fazer com que o acesso à papila com o duodenoscópio seja muito difícil ou até impossível.[3,4]

Para lidar com as dificuldades técnicas da CPRE após o Bypass gástrico, existem algumas opções técnicas. Elas podem ser divididas em duas categorias: enteroscopia peroral assistida por dispositivos que facilitam o avanço através do intestino delgado na anatomia alterada; ou a criação de acesso alternativo para permitir o uso do duodenoscópio na realização da CPRE.[4]

Opções para realização de CPRE em pacientes pós-Bypass gástrico em Y-de-Roux

Enteroscopia peroral com auxílio de dispositivos

(Veja Vídeo 1: Enteroscopia, na Parte 2 deste Atlas).

A enteroscopia com uso de balões foi iniciada no começo dos anos 2000 por Yamamoto *et al.* como um meio de explorar profundamente o intestino delgado.[5] As técnicas mais utilizadas atualmente são a de balão único, duplo balão e dispositivo espiral. As três técnicas utilizam um *overtube* em conjunto com o enteroscópio, que serve com um sistema de ancoragem para permitir um avanço mais fácil e profundo do aparelho. No geral, as três técnicas apresentam uma taxa de sucesso comparável na realização da CPRE em pacientes pós-Bypass gástrico.[3,4,6] (Figura 15.2).

Vantagens

As vantagens da enteroscopia são a realização de um procedimento totalmente endoscópico, ambulatorial, se

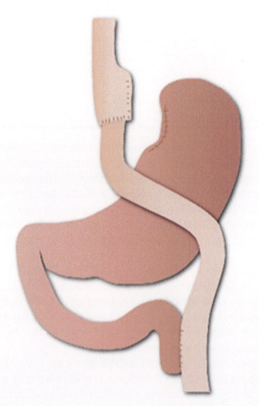

Figura 15.1 Anatomia pós-operatória no Bypass gástrico em Y-de-Roux.

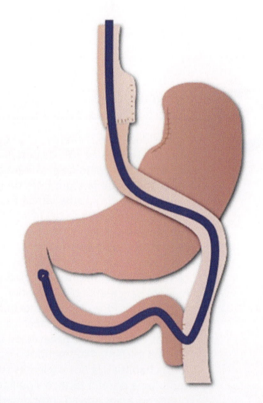

Figura 15.2 Posicionamento do aparelho de enteroscopia para realização de CPRE em paciente pós-Bypass gástrico. O enteroscópio precisa atravessar o pouch gástrico, toda a alça alimentar, cruzar a anastomose e subir retrogradamente a alça biliopancreática até a papila.

as condições do paciente permitirem, e com baixa taxa de complicações, variando de 3% a 9%[6].

Desvantagens

A enteroscopia na anatomia pós-Bypass gástrico talvez seja a mais desafiadora de todas as anatomias alteradas. O primeiro desafio é chegar até a papila. Geralmente as alças alimentar e biliopancreática são bastante longas, apresentam angulações agudas, bridas, hérnias internas e facilmente formam alças (Figura 15.3). O segundo desafio é a realização da CPRE com um endoscópio longo, de visão frontal e com baixa resposta aos movimentos devido à fomação de alças. A cateterização da papila através de uma abordagem caudal dificulta a orientação adequada, a falta do elevador reduz o controle do papilótomo e a disponibilidade de acessórios longos e finos o bastante para serem utilizados no enteroscópio com canal de trabalho de 2,8 mm é escassa.[2,3,4] Mesmo em grupos experientes, a taxa de insucesso desse método é significativa.

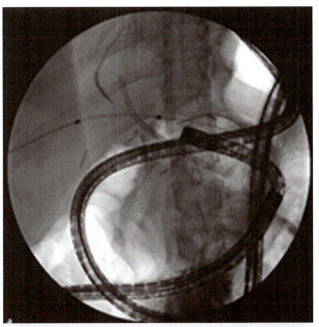

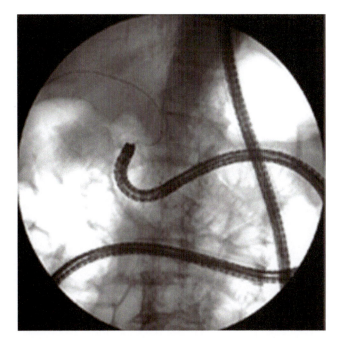

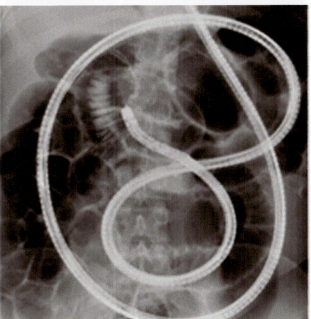

Figura 15.3 Imagens fluoroscópicas demonstrando posicionamento do aparelho e formação de alças na enteroscopia para CPRE em pacientes pós-Bypass gástrico.

Detalhes técnicos

O uso de um *cap* macio e transparente na extremidade do aparelho pode ajudar a atravessar ângulos fechados e a manipular as pregas jejunais, melhorando a visualização. O *cap* também ajuda a estabilizar o aparelho, facilitando a cateterização e instrumentação da papila.[3,4]

O uso da fluoroscopia pode ajudar durante o exame para avaliar a posição do aparelho e confirmar o acesso e a progressão na alça biliopancreática.

Um detalhe para saber qual é a alça correta ao nível da anastomose é observar a cicatriz circular. Para acessar a alça biliopancreática é necessário cruzar a cicatriz. A alça que se continua com a alça alimentar é a alça comum (Figura 15.4).

A posição supina ou lateral esquerda do paciente facilita a aplicação de compressão abdominal, que ocasionalmente é necessária para progredir o aparelho quando uma alça se forma.[4]

A insuflação com CO_2 melhora a inserção profunda do enteroscópio e deve ser utilizada nesse tipo de procedimento.[3,4]

Resultados

Devido aos fatores técnicos já citados, a enteroscopia no Bypass gástrico apresenta uma taxa de sucesso em torno de 70%. Porém, equipes experientes e casos mais favoráveis podem apresentar resultados melhores. Apesar de todos esses desafios, e devido ao seu menor custo e baixo índice de complicações em comparação com a cirurgia, a enteroscopia continua sendo uma boa opção como abordagem inicial para realização de CPRE em pacientes com anatomia alterada.[4,6]

CPRE transgástrica assistida por laparoscopia

(Veja Vídeo 1: CPRE transgástrica, na Parte 2 deste Atlas).

Devido às dificuldades técnicas associadas com a enteroscopia, à significativa taxa de falha e também à ausência de equipes com experiência para realizar o procedimento, abordagens alternativas permitindo o uso do duodenoscópio foram desenvolvidas. Porém, para se utilizar o duodenoscópio, é necessária a criação de um acesso alternativo para desviar as longas alças da anatomia do Bypass gástrico.

A CPRE assistida por laparoscopia se baseia na criação de uma gastrostomia no estômago excluso para realização do procedimento. A equipe cirúrgica introduz um trocarte no estômago excluso, permitindo a passagem do aparelho e realização da CPRE no mesmo procedimento (Figura 15.5).

Vantagens

As vantagens desse procedimento são a alta taxa de sucesso técnico (acima de 95%), a possibilidade de

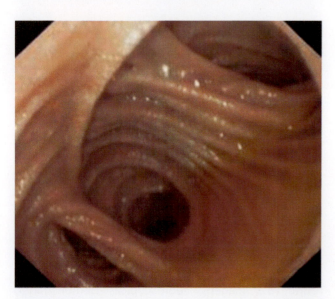

Figura 15.4 Anastomose jejunal. Para se acessar a alça biliopancreática é necessário cruzar a cicatriz circular da anastomose. O uso de fluoroscopia para acompanhar a direção do aparelho pode ajudar na confirmação de acesso à alça biliopancreática.

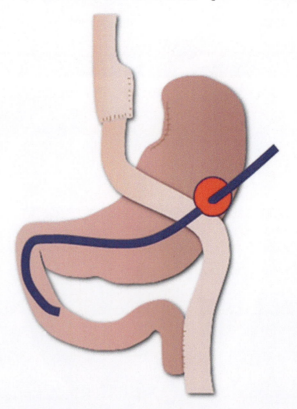

Figura 15.5 CPRE transgástrica assistida por laparoscopia. Introdução do duodenoscópio através de uma gastrostomia realizada cirurgicamente no estômago excluso.

se utilizar o duodenoscópio terapêutico e todos os dispositivos compatíveis com ele e de trabalhar em uma posição que, após a introdução do aparelho, é muito semelhante à da CPRE tradicional. Essa abordagem também favorece os pacientes que necessitam de colecistectomia, já que o procedimento pode ser realizado no mesmo tempo cirúrgico.[3,4]

Nos pacientes cujo estômago excluso não é acessível ou foi ressecado, o procedimento ainda pode ser realizado através de uma enterotomia na alça biliopancreática, com acesso retrógrado à papila.[1]

Desvantagens

As principais desvantagens da CPRE assistida por laparoscopia são os custos elevados, o maior tempo de internação pós-procedimento e a maior incidência de efeitos adversos devido à associação do procedimento cirúrgico.[4,6] Outra limitação dessa técnica é a dificuldade de se reabordar a papila no caso de ocorrerem eventos adversos como sangramento, cálculos residuais ou para a repetição de procedimentos terapêuticos. Nos casos em que se sabe que uma reabordagem será necessária, deve-se manter uma sonda de gastrostomia de grande diâmetro ao final do procedimento. Após a maturação do trajeto da gastrostomia, a CPRE pode ser repetida através da realização de dilatação do trajeto e passagem direta do duodenoscópio. Ao fim de cada procedimento, a sonda é reposicionada, até que procedimentos adicionais não sejam mais necessários.[3,4]

Detalhes técnicos

O procedimento é realizado sob anestesia geral e com o paciente em decúbito dorsal.

Inicialmente o estômago excluso é localizado por laparoscopia e um trocarte adicional de 15 mm é introduzido no quadrante superior esquerdo do paciente (hipocôndrio esquerdo).

A escolha adequada do trocarte é fundamental. Geralmente os dispositivos permanentes de metal possuem uma válvula em forma de porta que dificulta ou não permite a passagem do aparelho. Os trocartes descartáveis de 15 mm que possuem válvulas em forma de diafragma são os mais adequados para o procedimento, permitindo fácil passagem do duodenoscópio. O uso de trocartes com balão acoplado facilita a fixação do estômago próximo da parede gástrica e evita extravasamento de conteúdo. Apesar de facilitar o procedimento, o uso de trocarte balonado não é obrigatório (Figura 15.6).

A escolha do local da gastrostomia é outro passo técnico importante. Ela não deve ser realizada muito próximo do antro nem próximo da pequena curvatura, pois isso distorce a anatomia e dificulta o acesso do aparelho ao antro e ao duodeno. O melhor local para gastrostomia é no corpo médio, próximo da grande curvatura.

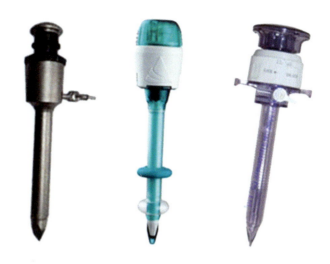

Figura 15.6 Trocartes de laparoscopia. Da esquerda para a direita, trocarte metálico permanente de 15 mm, trocarte descartável balonado e trocarte descartável de 15 mm.

Inicialmente é realizada uma sutura em bolsa no estômago, seguida da abertura de um orifício no estômago grande o bastante para permitir a passagem do trocarte. O próximo passo é o fechamento da sutura em bolsa fixando o trocarte (Figura 15.7). Uma agulha de parede pode ser utilizada para puxar o fio da sutura em bolsa através da parede abdominal e permitir a tração externa do fio, puxando o estômago para próximo da parede abdominal. Apesar de não ser obrigatório, suturas adicionais podem ser realizadas para ajudar a fixação do estômago na parede abdominal.

A introdução profunda do trocarte no estômago até que a sua extremidade se posicione próximo do piloro facilita a passagem do aparelho e o acesso duodenal, mas isso nem sempre é possível.

Um detalhe técnico bastante importante é a necessidade de clampeamento da alça biliopancreática logo abaixo do Treitz, com um clamp atraumático ou através de uma ligadura temporária da alça com uma fita cardíaca, para evitar a passagem do ar insuflado e a distensão gasosa do delgado, evento que dificulta bastante a finalização do procedimento cirúrgico (Figura 15.8). O uso de insuflação com CO_2 é recomendado para reduzir essa complicação.

Após a passagem e o posicionamento do aparelho em frente à papila, a CPRE é muito semelhante ao procedimento tradicional. Uma dica ergonômica interessante para se trabalhar com pacientes em decúbito dorsal é rodar um pouco o corpo e trabalhar com as costas viradas para o paciente. Esse posicionamento faz com que o aparelho fique em uma posição mais anatômica, evitando a necessidade de se manter o torque no aparelho para se posicionar em frente à papila.

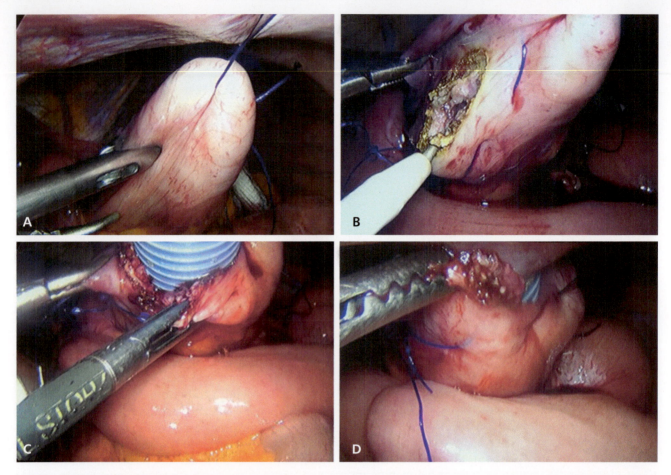

Figura 15.7 (A) Confecção da sutura em bolsa; (B) Abertura da parede gástrica; (C) Introdução do trocarte; (D) Fixação do estômago na parede abdominal.

Imagens gentilmente cedidas pelo Dr. Thiago Alonso.

Após o término da CPRE, o aparelho e o trocarte são removidos e a gastrotomia pode ser fechada através do uso de grampeador ou sutura manual. Se procedimentos adicionais forem antecipados, como por exemplo em casos de pacientes com estenoses biliares em que a troca da prótese será necessária, o estômago deve ser fixado na parede abdominal e uma sonda de gastrostomia de grande calibre (24F ou maior) deve ser inserida, mantendo o trajeto. Após a maturação do trajeto (três a quatro semanas) a gastrostomia pode ser dilatada com sondas ou balão e o duodenoscópio, introduzido sem a necessidade do acompanhamento laparoscópico.

Resultados

A CPRE transgástrica assistida por laparoscopia é um procedimento bastante efetivo e pode ser indicado tanto como terapia primária quanto na falha da enteroscopia. Ela apresenta uma elevada taxa de sucesso, variando em torno de 96% a 100%. Porém, sua taxa de complicações é mais alta do que a da enteroscopia e varia de 12% 20%. A necessidade de laparoscopia associada, o maior custo e um maior tempo de procedimento também são fatores que devem ser levados em consideração na escolha da terapia.[3,4,6,8]

CPRE através de fístula gastrogástrica realizada por ecoendoscopia

Uma abordagem mais nova e completamente endoscópica foi desenvolvida e vem apresentando uma alta taxa de sucesso, comparável à da CPRE transgástrica assistida por laparoscopia, mas sem as potenciais e indesejáveis complicações relacionadas à cirurgia.[4] Esse procedimento se baseia na utilização da ecoendoscopia para a introdução de uma prótese metálica apositora de lúmen (LAMS) e temporária conexão do pouch gástrico com o estômago excluso. Através dessa fístula, o duodenoscópio pode ser introduzido, acessando o estômago excluso e o duodeno para realizar a CPRE de modo convencional (Figura 15.9).

Após a inserção da prótese reconectando o pouch com o estômago excluso, a CPRE pode ser realizada imediatamente (em situações de emergência) ou pode-se

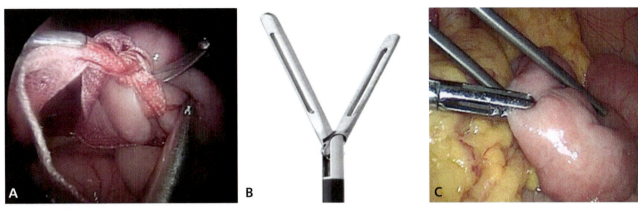

Figura 15.8 (A) fechamento da alça biliopancreática com ligadura temporária utilizando fita cardíaca; (B) clamp atraumático laparoscópico (C) aplicação de clamp jejunal.

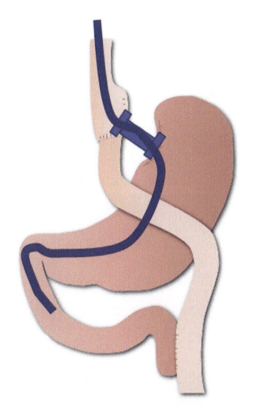

Figura 15.9 CPRE transgástrica através de fístula gastro-gástrica realizada por ecoendoscopia utilizando prótese metálica apositora de lúmen (LAMS).

aguardar a maturação do trajeto por algumas semanas. A maturação do trajeto é desejável se a indicação da CPRE não for urgente, reduzindo o risco de deslocamento do LAMS. Similar à técnica transgástrica por gastrostomia, a prótese apositora de lúmen também pode ser mantida se o paciente necessitar de procedimentos sequenciais. Quando novos procedimentos não forem indicados, a prótese deverá ser removida após a CPRE (se o trajeto já estiver maturado). O fechamento da fístula gastro-gástrica pode ser realizado após a remoção do LAMS através de dispositivos endoscópicos como cauterização com plasma de argônio, *over the scope clips*, endossutura ou pode-se aguardar seu fechamento espontâneo.[3,4,7]

Vantagens

É um procedimento totalmente endoscópico, com alta taxa de sucesso e taxa de complicações comparável com a da técnica de CPRE transgástrica assistida por laparoscopia.

Desvantagens

Ainda é um procedimento limitado a centros de grande experiência em ecoendoscopia e no uso de LAMS.

No Brasil os dispositivos têm alto custo.

Apesar de a fístula gastro-gástrica geralmente fechar espontaneamente, existe a chance de o paciente permanecer com a fístula pérvia, necessitando de procedimentos endoscópicos sequenciais.

Detalhes técnicos

O procedimento é realizado sob anestesia geral com intubação orotraqueal e utilizando fluoroscopia.

O estômago excluso é identificado através da ecoendoscopia e puncionado com uma agulha de 19 G, em seguida aplica-se injeção de 5 a 10 mL para verificar o correto posicionamento da agulha dentro do estômago excluso.

Contraste diluído em água estéril (120 a 300 mL) é então injetado através da agulha para distender o estômago excluso.

Um fio-guia 0,025 é introduzido através da agulha até formar uma extensa alça dentro do estômago, procedimento controlado sob visão fluoroscópica.

Para facilitar a introdução do LAMS o trajeto é dilatado com um balão hidrostático de 6 mm sobre o fio-guia.

Após a dilatação, a prótese metálica apositora de lúmen é introduzida sobre o fio-guia e tem a falange

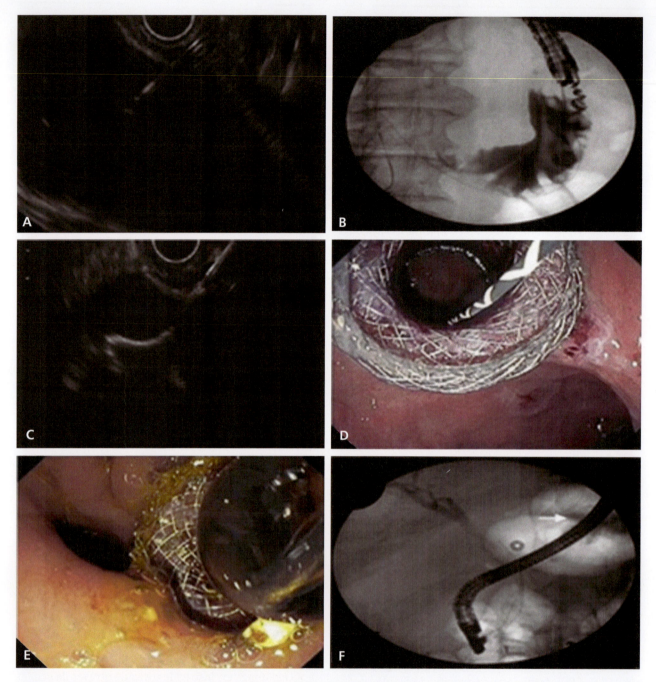

Figura 15.10 (A) Punção do estômago excluso; (B) Injeção de contraste e avanço do fio-guia; (C) Liberação da falange distal do LAMS no estômago excluso; (D) Falange proximal do LAMS liberada no pouch gástrico; (E) Dilatação do lúmen com balão de 15 mm; (F) Realização da CPRE. A seta branca mostra a posição do LAMS.
Adaptada de Bukhary *et al.*, 2018

distal liberada no estômago excluso e a proximal, no pouch gástrico. Se uma prótese compatível com eletrocautério for utilizada, o dispositivo pode ser introduzido diretamente, sem a necessidade de dilatação prévia, podendo ser sobre o fio-guia ou através de punção direta (*freehand*).

Após a liberação do LAMS, o seu lúmen é então dilatado com um balão hidrostático de 15 mm para permitir a passagem do duodenoscópio (Figura 15.10).

Quando o acesso pancreatobiliar não é mais necessário, o LAMS pode ser removido utilizando uma alça de polipectomia ou uma pinça de corpo estranho.

Resultados

A CPRE através de fístula gastro-gástrica guiada por ecoendoscopia é uma técnica promissora. Os estudos têm demonstrado taxas de sucesso equivalentes às da CPRE assistida por laparoscopia, além de taxas de complicações comparáveis ou menores.[8-11]

O tempo de procedimento também é consideravelmente menor em comparação com a enteroscopia e com a CPRE transgástrica assistida por laparoscopia.[6,7]

Na realização da fístula e da CPRE no mesmo procedimento, existe um risco maior de deslocamento do LAMS, que foi relatado em torno de 6%. Esse risco é bastante reduzido se a CPRE for realizada após a maturação do trajeto.[7,9]

Tyberg *et al.* publicaram o primeiro estudo multicêntrico com uma taxa de sucesso na criação da fístula gastro-gástrica de 100% e sucesso técnico na CPRE de 90%.[9]

Estudos multicêntricos mais recentes confirmam o sucesso técnico e já demonstram taxas maiores de sucesso na realização da CPRE, girando em torno de 100%.[7,10,11]

Escolhendo o melhor procedimento

A escolha do melhor procedimento para o paciente pós-Bypass gástrico com indicação de CPRE vai depender de vários fatores, como a estrutura da instituição, experiência da equipe, material disponível e a gravidade do caso.

Equipes com pouca experiência em enteroscopia vão ter resultados ruins utilizando essa técnica, que não é simples nem em mãos experientes.

O comprimento da alça alimentar e biliopancreática é outro fator muito importante. Com base nas descrições cirúrgicas e conversando com o cirurgião é possível saber qual o comprimento aproximado das alças. Alças curtas favorecem a indicação de enteroscopia, com altas taxas de sucesso, enquanto alças com mais de 150 cm tendem a ter resultado ruim, com taxas de sucesso abaixo de 30%.[4]

Pacientes com vesícula biliar *in situ* podem se beneficiar da realização da CPRE assistida por laparoscopia. Nesses pacientes a colecistectomia pode ser realizada no mesmo procedimento e, no caso de dificuldade para cateterização da papila, um fio-guia pode ser passado através do ducto cístico para auxiliar o acesso biliar.

Casos de urgência ou emergência como colangite podem ser mais bem abordados, utilizando técnicas com índice de sucesso maior, como a CPRE assistida por laparoscopia ou a criação de fístula gastro-gástrica por ecoendoscopia. Nos pacientes clinicamente instáveis devido à colangite, a drenagem biliar trans-hepática percutânea pode ser uma maneira rápida e menos invasiva para tirar o paciente da urgência.

A complexidade do caso também deve ser considerada. Intervenções pancreaticobiliares mais complexas como cálculos grandes, colocação de múltiplas próteses plásticas e colangioscopia são limitantes para o uso de enteroscopia. Nesses pacientes a CPRE deve ser realizada através de um acesso alternativo, que pode ser a gastrostomia laparoscópica ou a fístula gastrogástrica realizada por ecoendoscopia. Essas técnicas permitem o uso do duodenoscópio ou ecoendoscópio, quando necessário.

Nos pacientes que irão demandar procedimentos consecutivos (troca ou remoção de prótese, por exemplo), a técnica transgástrica por laparoscopia ou a fístula gastro-gástrica ecoendoscópica são as opções mais indicadas. Nesses pacientes a gastrostomia ou o LAMS deve ser mantido para garantir o acesso nos próximos procedimentos.

CONCLUSÃO

A CPRE em pacientes pós-Bypass gástrico em Y-de-Roux é um procedimento complicado e algumas vezes requer uma avaliação multidisciplinar, incluindo o cirurgião, endoscopista e radiologista intervencionista. No momento não existe uma abordagem ideal, e a escolha do procedimento deve ser determinada pela experiência do médico assistente e pelas condições clínicas do paciente. A CPRE através de fístula gastro-gástrica realizada por ecoendoscopia vem demonstrando resultados promissores, e talvez no futuro seja a primeira opção para o acesso biliar nesses casos. Porém, mais estudos prospectivos e uma melhor compreensão da sua eficiência e segurança são necessários.

REFERÊNCIAS BIBLIOGRÁFICAS

1. Brasil, Ministério da Saúde. Vigitel Brasil 2019 – Vigilância de fatores de risco e proteção para doenças crônicas por inquérito telefônico. Brasília: Ministério da Saúde; 2020. Available from: https://portalarquivos.saude.gov.br/images/pdf/2020/April/27/vigitel-brasil-2019-vigilancia-fatores-risco.pdf.
2. Evans JÁ, Muthusamy VR, Richardson WS, et al. The role of endoscopy in the bariatrica surgery patient. Gastrointestinal Endoscopy. 2015,81(5):1603-72.
3. Enestvedt BK, Kothari S, Pannala R, Yang J, et al. Devices and techniques for ERCP in the surgically altered GI tract. Gastrointestinal Endoscopy. 2016;83(6).
4. Wang TJ, Ryou M. Evolving techniques for endoscopic retrograde cholangiopancreatography in gastric bypass patients. Curr Opin Gastroenterol. 2018;34(6):444-50.
5. Yamamoto H, Sekine Y, Sato Y, et al. Total enteroscopy with a nonsurgicalsteerable double-balloon method. Gastrointest Endosc. 2001;53:216-20.
6. Ayoub F, Brar TS, Banerjee D, et al. Laparoscopy-assisted versus enteroscopy-assisted endoscopic retrograde cholangiopancreatography (ERCP) in

Roux-en-Y gastric bypass: a meta-analysis. Endosc Int Open. 2020;8(3):E423-36.

7. Bukhari M, Kowalski T, Nieto J, et al. An international, multicenter, comparative trial of EUS-guided gastrogastrostomy-assisted ERCP versus enteroscopy-assisted ERCP in patients with Roux-en-Y gastric bypass anatomy. *Gastrointest Endosc*. 2018;88(3):486-94.

8. Ivano FA, Ponte BJ, Dubik TC, et al. Endoscopic retrograde cholangiopancreatography (ERCP): Analysis of the effectiveness and and safety of the procedure in the patient with Roux-en-Y gastric bypass. ABCD, arq. bras. cir. dig. [online]. 2019;32(2). Epub Apr 29, 2019.

9. Tyberg A, Nieto J, Salgado S, et al. Endoscopic ultrasound (EUS) directed transgastric endoscopic retrograde cholangiopancreatography or EUS: mid-term analysis of an emerging procedure. Clin Endosc. 2017;50:185-90.

10. James TW, Baron TH. Endoscopic Ultrasound-Directed Transgastric ERCP (EDGE): a Single-Center US Experience with Follow-up Data on Fistula Closure. Obes Surg. 2019;29(2):451-56. doi: http://dx.doi.org/10.1007/s11695-018-3531-2.

11. Kedia P, Tarnasky PR, Nieto J, et al. EUS-directed Transgastric ERCP (EDGE) Versus Laparoscopy-assisted ERCP (LA-ERCP) for Roux-en-Y Gastric Bypass (RYGB) Anatomy: A Multicenter Early Comparative Experience of Clinical Outcomes. J Clin Gastroenterol. 2019;53(4):304-8.

16

▶ Fabio Alberto Castillo Bustamante
▶ Eduardo Guimarães Hourneaux de Moura

Injeção Endoscópica da Toxina Botulínica na Parede Gástrica no Tratamento da Obesidade

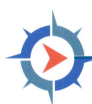

INTRODUÇÃO

A medicina atual tem como uma das suas prioridades o desenvolvimento e a aplicação de técnicas reprodutíveis e eficientes para combater a pandemia de obesidade. A injeção de toxina botulínica na parede gástrica é uma terapia endoscópica desenvolvida recentemente para tratar esse quadro. Hipoteticamente, se injetada na camada muscular do estômago, promoveria retardo do esvaziamento gástrico, com sensação prolongada de saciedade. A técnica da injeção de BTA é bastante variável na literatura, mas de forma geral envolve minimamente três ou quatro aplicações circunferenciais no antro gástrico, associadas ou não a aplicações adicionais em corpo e/ou fundo. (Figura 16.1).

A BTA provoca uma paralisia temporária no local da injeção ao bloquear a liberação de acetilcolina nas terminações neuromusculares colinérgicas. (Figura 16.2).

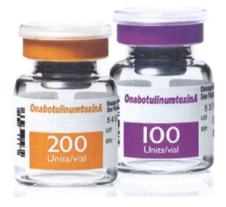

Figura 16.1 Toxina Botulínica.

Neste capítulo descreveremos o uso desse medicamento no tratamento da obesidade.

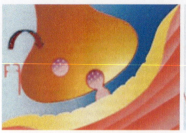
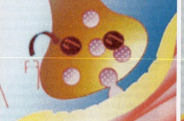
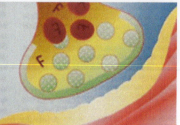

Ligação   Internalização   Translocação e Bloqueio

Figura 16.2 Mecanismo de ação da toxina botulínica.

INDICAÇÕES E CONTRA-INDICAÇÕES

As indicações e contraindicações da toxina botulínica no manejo da obesidade são descritas na Tabela 16.1.

A eficácia da aplicação de toxina botulínica para tratamento de obesidade ainda é bastante questionável. Nesse sentido, ainda não existem diretrizes ou consensos sobre qual seria a indicação adequada do tratamento. Uma recente metanálise incluindo quatro estudos randomizados não mostrou benefício da toxina em relação ao placebo, estando assim seu uso restrito a protocolos de pesquisa, não sendo atualmente recomendada para uso clínico geral. Da mesma forma que não há indicação precisa para o tratamento, também não há consenso sobre as contraindicações.

Tabela 16.2 Indicações e contraindicações da toxina botulínica no manejo da obesidade.

Indicações	Sugere-se reservar para pacientes com no mínimo sobrepeso (IMC ≥ 25 kg/m²) não candidatos à cirurgia bariátrica.
Contra-indicações	Pacientes com estado geral debilitado que não permita sedação.
	Pacientes com cirurgias gástricas prévias (devido à possível alteração anatômica do marcapasso gástrico).
	Pacientes com diagnóstico prévio de gastroparesia (devido à possibilidade de piora dos sintomas).
	Presença de úlceras, lesões neoplásicas e alterações vasculares que aumentem o risco de sangramento.

CUIDADOS PRÉ-PROCEDIMENTO

Avaliação pré-procedimento necessária: Endoscopia digestiva alta, para identificar possíveis contraindicações anatômicas, e cintilografia de esvaziamento gástrico, antes do procedimento (Figura 16.3), para determinar a taxa de esvaziamento gástrico basal e, após o procedimento, para identificar presença ou ausência de gastroparesia e determinar a verdadeira eficácia do medicamento injetado na parede gástrica.

- **Tipo de sedação sugerida:** Sedação assistida por anestesista por se tratar de paciente obeso.
- **Profilaxia infecciosa:** Não é necessária.
- **Anticoagulação:** Recomenda-se a suspensão da anticoagulação pré-procedimento.
- **Materiais e equipamentos necessários (técnica às cegas):** Gastroscópio convencional, seringa padrão de 5 mL, agulha de esclerose convencional e toxina botulínica tipo A injetável 100 ou 200 unidades/frasco. (Figura 16.4).

- **Materiais e equipamentos necessários na técnica alternativa de punções ecoguiadas:** Ecoendoscópio terapêutico, seringa padrão de 5 mL, agulha de ecopunção 25 Gauge e toxina botulínica tipo A injetável 100 ou 200 unidades/frasco. (Figura 16.5).

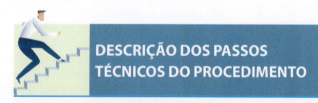

DESCRIÇÃO DOS PASSOS TÉCNICOS DO PROCEDIMENTO

A técnica da injeção de BTA é bastante variável na literatura, mas de forma geral envolve minimamente três ou quatro aplicações circunferenciais no antro gástrico, associadas ou não a aplicações adicionais em corpo e/ou fundo. As injeções do antro podem ser realizadas nas porções proximal, média e distal, confeccionando-se assim anéis paralelos (Figura 16.6). As doses totais de BTA utilizadas no tratamento da obesidade variam

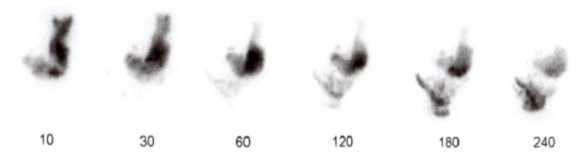

Figura 16.3 Cintilografia de esvaziamento gástrico

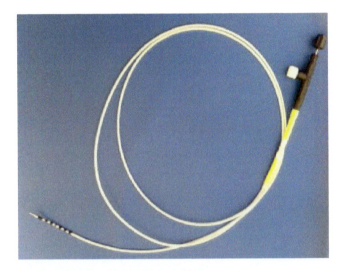

Figura 16.4 Agulha de escleroses convecional.
Fonte: Imagem tomada do website http://www.vitalmedical.com.br/?p=categorias-de--produtos&p2=&idcat=39&p3=cateter-de-hemostasia&idprod=205.

entre 100 e 500 IU. Respeitando os sítios previamente descritos, a aplicação da dose total da BTA pode ser dividida, fazendo-se entre 8 e 24 injeções.

TÉCNICA AS CEGAS

1. Paciente em posição supina ou em decúbito lateral esquerdo.
2. Endoscopista ao lado esquerdo da maca (posição habitual).
3. Realiza-se endoscopia habitual para identificação de pontos de punção ou alterações que contraindiquem o procedimento.
4. Introdução da agulha de esclerose, pelo canal de trabalho.
5. Infiltração às cegas dos pontos de punção: 200 unidades de BTX-A, em cinco regiões separadas, sendo 40 unidades por região do estômago, distribuídas em quatro microinjeções cada uma de 10 unidades de BTX-A diluídas em 0,5 mL de solução salina a 0,9%, aspiradas em seringa padrão de 5 mL

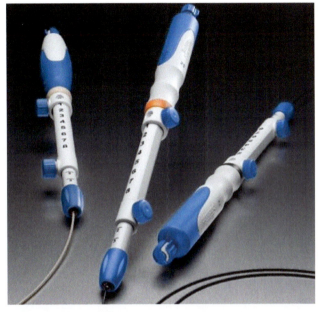

Figura 16.5 Agulha de punção ecoguiada.
Fonte: Imagem tomada do website: https://www.bostonscientific.com/pt-BR/products/needles/endoscopic-ultrasound-fine--needle-aspiration.html.

6. Os locais de injeção são os seguintes, nos respectivos pontos cardeais: a 3 cm do esfíncter pilórico, repetindo-se duas vezes na direção do ângulo gástrico em intervalos de 2 cm, para um total de 12 microinjecções no região do antro (Figura 16.6).
7. Além do antro, são feitas quatro injeções ao redor da cárdia gástrica e quatro injeções na região da grande curvatura de corpo gástrico (Figuras 16.7 e 16.8). Para um total de cinco regiões de punção e 20 injeções no estômago todo, 200 U de BTX-A.
8. Depois de se observar (por via endoscópica) que não houve intercorrências como sangramento, retira-se a agulha de esclerose e o gastroscópio.

TÉCNICA ALTERNATIVA DE PUNÇÕES ECOGUIADAS

1. Paciente em posição supina ou em decúbito lateral esquerdo.

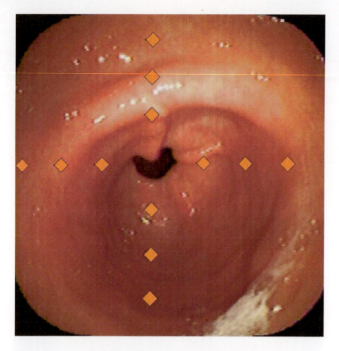

Figura 16.6 Pontos de injeção região do antro.

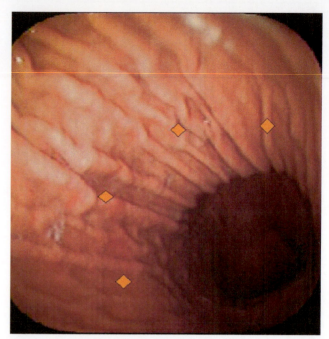

Figura 16.7 Pontos de injeção região da grande curvatura.

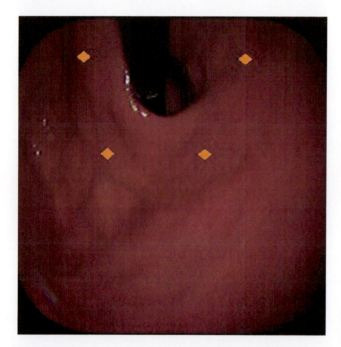

Figura 16.8 Pontos da injeção região da cárdia.

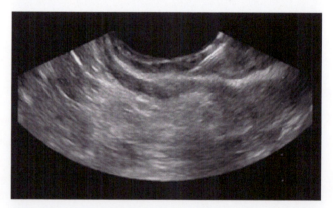

Figura 16.9 Identificação da camada muscular por ultrasonido endoscópico.

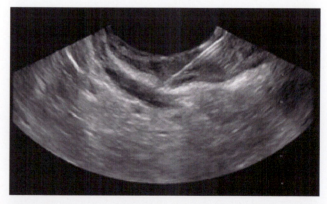

Figura 16.10 Introdução da agulha de 25 Gauge na camada muscular guiado por ultra sonido endoscópico.

2. Endoscopista ao lado esquerdo da maca (posição habitual).
3. Realização de endoscopia habitual para identificação de pontos de punção ou alterações que contraindiquem o procedimento, retirada do gastroscópio e introdução do ecoendoscópio terapêutico.
4. Introdução da agulha de ecopunção 25 Gauge pelo canal de trabalho.

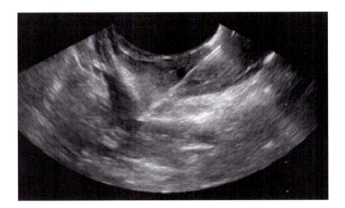

Figura 16.11 Injeção solução de Toxina Botulínica guiado por ultrasonido endoscópico.

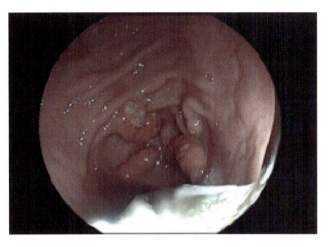

Figura 16.12 Resultado final da injeção da toxina botulínica, visão endoscópica.

5. As injeções são guiadas por ultrassonografia endoscópica, com o objetivo de identificar adequadamente a camada muscular gástrica (Figuras 16.9 a 16.11). Aplicam-se 200 unidades de BTX-A, em cinco regiões separadas (40 unidades por região do estômago, distribuídas em quatro microinjeções de 10 unidades de BTX-A diluídas em 0,5 mL de solução salina a 0,9%, aspiradas em seringa padrão de 5 mL).
6. Os locais de injeção são os seguintes, nos respectivos pontos cardeais: a 3 cm do esfíncter pilórico, repetindo-se duas vezes na direção do ângulo gástrico em intervalos de 2 cm, para um total de 12 microinjeções na região do antro.
7. Além do antro, são feitas quatro injeções ao redor da cárdia gástrica e quatro injeções na região da grande curvatura de corpo gástrico (Figuras 16.7 e 16.8). Para um total de cinco regiões de punção e 20 injeções no estômago todo, 200 U de BTX-A.
8. Depois de observar (por via endoscópica) que não houve intercorrências como sangramento, retira-se a agulha de esclerose e o gastroscópio. (Figura 16.12).

PONTOS DE PERIGO E ARMADILHAS
COMO EVITÁ-LAS

- Na técnica às cegas, durante a aplicação das injeções na região da cárdia, pode haver problemas com a mobilização da agulha de esclerose.
- Na técnica ecoguiada, durante a aplicação das injeções na região da cárdia, pode haver problemas como a mobilização da agulha de 25 Gauge.
- Não existem complicações maiores em relação a esse procedimento, não existem casos reportados de perfuração relacionada à técnica.

EVENTOS ADVERSOS

Os possíveis efeitos adversos são similares aos de outras técnicas de infiltração de medicamentos por endoscopia. Não existem casos reportados de perfuração nessa técnica.

CUIDADOS PÓS PROCEDIMENTO

- **Procedimento**: O procedimento pode ser realizado via ambulatorial, não havendo necessidade de internação.
- **Pós-operatório**: Não há recomendações específicas pós-procedimento.
- **Dieta**: Recomenda-se dieta pastosa por dois dias, seguida de dieta com restrição calórica coordenada pelo nutricionista.
- **Analgesia**: O procedimento não está associado a sintomas álgicos e a analgesia não se faz necessária.
- **Profilaxia infecciosa**: Não é recomendado uso de antibióticos.
- **Reintrodução da anticoagulação**: Sugere-se aguardar a reintrodução da anticoagulação por 24 horas sempre que possível.

Pontos-chave

- A eficácia da aplicação de toxina botulínica para tratamento de obesidade ainda é questionável.

- A técnica da injeção de BTA é bastante variável na literatura, mas de forma geral envolve minimamente três ou quatro aplicações circunferenciais no antro gástrico, associadas ou não a aplicações adicionais em corpo e/ou fundo.
- As injeções são guiadas por ultrassonografia endoscópica, com o objetivo de identificar adequadamente a camada muscular gástrica.
- Os possíveis efeitos adversos são similares aos de outras técnicas de infiltração de medicamentos por endoscopia.

REFERÊNCIAS

1. Bang CS, Baik GH, Shin IS, Kim JB, Suk KT, Yoon JH, et al. Effect of intragastric injection of botulinum toxin A for the treatment of obesity: a meta-analysis and meta-regression. Gastrointest Endosc. 2015 May;81(5):1141–7.
2. Bariatric surgery in class I obesity (body mass index 30-35 kg/m(2)). Surg Obes Relat Dis. 2013;9(1):e1-10.
3. Bustamante F, Brunaldi VO, Bernardo WM, de Moura DTH, de Moura ETH, Galvao M, et al. Obesity Treatment with Botulinum Toxin-A Is Not Effective: a Systematic Review and Meta-Analysis. Obes Surg. 2017 Aug;
4. de Moura EGH, Bustamante FAC, Bernardo WM. Reviewing the reviewers: critical appraisal of "Effect of intragastric injection of botulinum toxin A for the treatment of obesity: a meta-analysis and meta-regression". Vol. 83, Gastrointestinal endoscopy. United States; 2016. p. 478.
5. de Moura EGH, Ribeiro IB, Frazao MSV, Mestieri LHM, de Moura DTH, Dal Bo CMR, et al. EUS-Guided Intragastric Injection of Botulinum Toxin A in the Preoperative Treatment of Super-Obese Patients: a Randomized Clinical Trial. Obes Surg. 2019 Jan;29(1):32–9.
6. Foschi D, Corsi F, Lazzaroni M, Sangaletti O, Riva P, La Tartara G, et al. Treatment of morbid obesity by intraparietogastric administration of botulinum toxin: a randomized, double-blind, controlled study. Int J Obes (Lond). 2007 Apr;31(4):707–12.
7. Gui D, Mingrone G, Valenza V, Spada PL, Mutignani M, Runfola M, et al. Effect of botulinum toxin antral injection on gastric emptying and weight reduction in obese patients: a pilot study. Aliment Pharmacol Ther. 2006 Mar;23(5):675–80.
8. Jankovic J, Brin MF. Therapeutic uses of botulinum toxin. N Engl J Med. 1991 Apr;324(17):1186–94.
9. Kumbhari V, Hill C, Sullivan S. Bariatric endoscopy: state-of-the-art. Curr Opin Gastroenterol. 2017 Sep;33(5): 358–65.
10. Mittermair R, Keller C, Geibel J. Intragastric injection of botulinum toxin A for the treatment of obesity. Obes Surg. 2007 Jun;17(6):732–6.
11. Topazian M, Camilleri M, Enders FT, Clain JE, Gleeson FC, Levy MJ, et al. Gastric antral injections of botulinum toxin delay gastric emptying but do not reduce body weight. Clin Gastroenterol Hepatol. 2013 Feb;11(2):145–50.e1.

PARTE 2

VÍDEOS

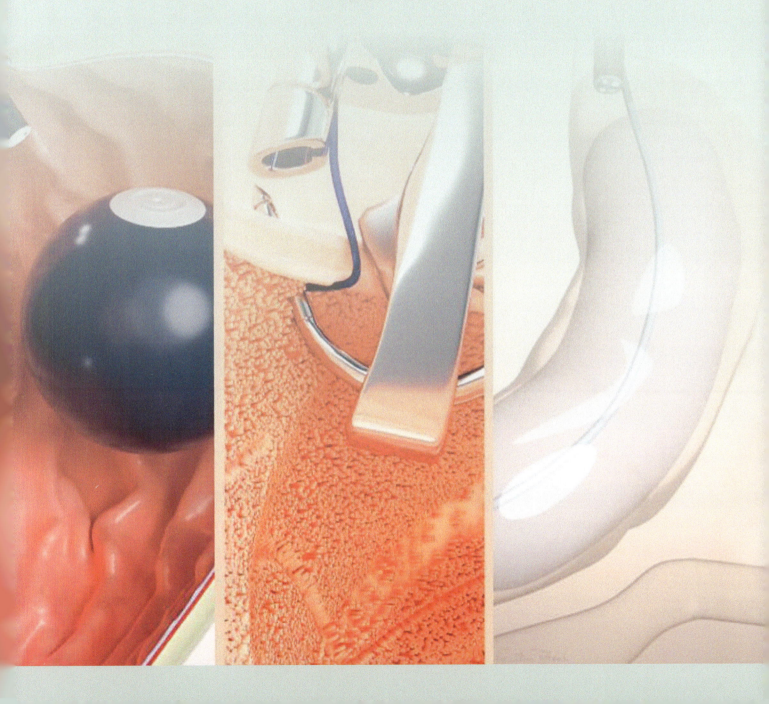

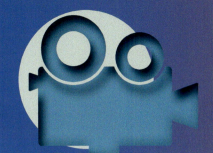

VÍDEOS DO CAPÍTULO 1
Anatomia Endoscópica Pós-cirurgia Bariátrica. Como eu Faço o Exame. Truques e Dicas

Áudio 1 ▶ Áudio de Apresentação

VÍDEOS DO CAPÍTULO 2
Anatomia Endoscópica Pós-cirurgia Bariátrica. Como eu Faço o Exame. Truques e Dicas

Vídeo 1 ▶  Implante/colocação de BIG convencional

Vídeo 4 ▶ Remoção/retirada/explante de BIG ajustável

Vídeo 2 ▶ Remoção/retirada/explante de BIG convencional

Vídeo 5 ▶ Implante/colocação de BIG ar

Vídeo 3 ▶ Implante/colocação de BIG líquidos ajustáveis

Vídeo 6 ▶ Remoção/retirada/explante de BIG ar

VÍDEOS DO CAPÍTULO 3
Gastroplastia Endoscópica Vertical ou Endosutura Gástrica

Vídeo 1 ▶ Sistema de sutura endoscópica

Vídeo 3 ▶ Gastroplastia sem overtube

Vídeo 2 ▶ Lavagem gástrica - bomba de água

Vídeo 4 ▶ Sutura endoscópica

VÍDEOS DO CAPÍTULO 3
Gastroplastia Endoscópica Vertical ou Endosutura Gástrica

Vídeo 5 ▶ ESG – endoscopia

Vídeo 6 ▶ Marcação com clip, na Parte II, deste Atlas

Vídeo 7 ▶ Acoplamento da máquina

Vídeo 8 ▶ Introdução do sistema

Vídeo 9 ▶ Como manusear o sistema

Vídeo 10 ▶ Primeira linha de sutura)

Vídeo 11 ▶ Helix - como utilizar

Vídeo 12 ▶ Padrão de sutura em U

Vídeo 13 ▶ Aspecto final da primeira linha

Vídeo 14 ▶ Marcação com argônio e sutura

Vídeo 15 ▶ Padrão de sutura em X

Vídeo 16 ▶ Liberando o cinth

Vídeo 17 ▶ Aspecto final - padrão em U

Vídeo 18 ▶ Tubulização gástrica na Parte II deste Atlas

Vídeo 19 ▶ Associação de técnicas

Vídeo 20 ▶ Revisão da gastroplastia

Vídeo 21 ▶ Laceração esofágica

Vídeo 22 ▶ Hélix preso ao tecido

| Vídeo 23 ▶ 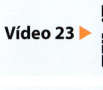 Hélis preso - tração do fio | Vídeo 26 ▶ Dangramento pós ESG - clipe |

| Vídeo 24 ▶ Sangramento normal durante ESG | Vídeo 27 ▶ Isquemia gástrica durante ESG |

| Vídeo 25 ▶ Sangramento pós ESG e Vídeo |

VÍDEOS DO CAPÍTULO 4
Endobarrier

| Vídeo 1 ▶ Animação mostrando o conceito de funcionamento do EndoBarrier). | Vídeo 4 ▶ Animação mostrando a sequência de remoção do EndoBarrier |

| Vídeo 2 ▶ Animação mostrando a sequência de implantação do EndoBarrier | Vídeo 5 ▶ Demonstração de procedimento de retirada do EndoBarrier |

| Vídeo 3 ▶ Demonstração do procedimento de implantação do EndoBarrier |

VÍDEOS DO CAPÍTULO 5
Remodelamento de Mucosa Duodenal como Tratamento Endoscópico do Diabetes Tipo 2

| Vídeo 1 ▶ Demonstração do ciclo de injeção e ablação duodenal, conforme descrição no passo 11 | Vídeo 2 ▶ Aspecto final do procedimento de remodelamento de mucosa duodenal.Nihili, |

VÍDEOS DO CAPÍTULO 6
Tratamento Endoscópico do Reganho de Peso Pós-Bypass Gástrico

Vídeo 1 ▶ Plasma de argônio endoscópico (APC) em anastomose gastrojejunal dilatada

Vídeo 4 ▶ Dilatação endoscópica de estenose de anastomose gastrojejunal pós plasma de argônio com úlcera local

Vídeo 2 ▶ Plasma de argônio endoscópico com sutura endoscópica revisional de espessura total (APC + FTS) em anastomose gastrojejunal dilatada

Vídeo 5 ▶ Perfuração de anastomose gastrojejunal pós dilatação de estenose de plasma de argônio

Vídeo 3 ▶ Dilatação Endoscópica de estenose de anastomose gastrojejunal pós plasma de argônio

VÍDEOS DO CAPÍTULO 7
Tratamento Endoscópico da Fístula ou Deiscência Pós-cirurgia Bariátrica com Próteses

Vídeo 1 ▶ Colocação de Prótese Sobed

Vídeo 3 ▶ Retirada Prótese Sobed

Vídeo 2 ▶ Deiscência Extensa Sobed

VÍDEOS DO CAPÍTULO 8
Tratamento Endoscópico da Fístula ou Deiscência Pós-cirurgia Bariátrica. Técnica de Septotomia

Vídeo 1 ▶ Septomia

Vídeo 2 ▶ Septomia

VÍDEOS DO CAPÍTULO 9
Tratamento endoscópico da fístula ou deiscência pós-cirurgia bariátrica. Técnica de Vacuoterapia e Drenagem por Pigtail

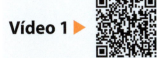
Vídeo 1 ▶ Montagem da sonda de vácuo modificada

Vídeo 4 ▶ Detalhe da passagem e transferência da sonda da boca para narina

Vídeo 2 ▶ Montagem do sistema de vácuo e nutrição em única sonda (trelumina)

Vídeo 5 ▶ Detalhe da passagem e transferência da sonda da boca para narina

Vídeo 3 ▶ Endoscopia com imersão em água para fístula

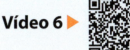
Vídeo 6 ▶ Uso do Monopigtail de PTFE 12 FR (usado no Kit de Nefrostomia Percutânea

VÍDEOS DO CAPÍTULO 10
Tratamento Endoscópico da Fístula Crônica Pós Cirurgia Bariátrica. Técnica com o Uso do Oclusor Cardíaco

Áudio 1 ▶ Técnica de Montagem e Disparo do Oclusor Cardíaco

Vídeo 3 ▶ Passo a Passo do Procedimento Utilizando a Técnica Anterógrada

Vídeo 1 ▶ Técnica Anterógrada

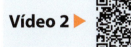
Vídeo 4 ▶ Demonstração de como utilizar a técnica alternativa para colocação do oclusor cardíaco

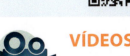
Vídeo 2 ▶ Técnica Anterógrada

VÍDEOS DO CAPÍTULO 11
Retirada Endoscópica de Banda Gástrica

Vídeo 1 ▶ Retirada endoscopica de banda gástrica

VÍDEOS DO CAPÍTULO 12
Tratamento Endoscópico de Anel de Restrição

Vídeo 1 ▶ Retirada com argônio

Vídeo 3 ▶ Dilatação com balão

Vídeo 2 ▶ Retirada com duplo canal

Vídeo 4 ▶ Retirada do anel com prótese

VÍDEOS DO CAPÍTULO 13
Tratamento Endoscópico da Estenose da Anastomose Gastrojejunal Pós-Bypass Gástrico

Vídeo 1 ▶ Técnica de dilatação endoscópica da estenose da anastomose gastrojejunal pós-bypass gástrico

VÍDEOS DO CAPÍTULO 14
Tratamento Endoscópico da Estenose Pós-gastrectomia Vertical

Vídeo 1 ▶ Terceira sessão de dilatação em pós-operatório tardio de gastrectomia vertical com estenose em "twist"

VÍDEOS DO CAPÍTULO 15
CPRE pós-Bypass Gástrico em Y-de-Roux

Vídeo 1 ▶ Enteroscopia

Vídeo 2 ▶ CPRE transgástrica

Índice Remissivo

Obs: números em *itálico* indicam figuras; números em negrito indicam quadros e tabelas.

A

Ablação duodenal, 55
Acoplamento da máquina, 31
Agulha
    de escleroses convecional, *163*
    de punção ecoguiada, *163*
    liberada para o cinth, *36*
Alça
    biliopancreática, fechamento com ligadura temporária, *157*
    jejunal com bocas aferente, *6*
    na enteroscopia para CPRE em pacienbtes pós-*bypass* gástrico, formação de, *153*
Anastomose
    bypass gástrico, *125*
    dilatada, *129, 131*
    gastrojejunal, 4
        com diâmetro diminuído, *126*
        com fio de sutura, *5*
        dilatada com 30 mm de diâmetro, aferição de, *62*
        normal no *bypass* gástrico, *125*
    jejunal, *154*
    pós-dilatação, *128*
Anatomia
    endoscópica pós-cirurgia bariátrica, 3
    pós-opertória no Bypass gástrico em Y-de-Roux, *152*
Anel
    aspecto endoscópico pós-dilatação, *121*
    cortado, apreensão do, *120*
    cortando-o com a tesoura, *120*
    de restrição
        de silicone, *116*
        tratamento endoscópico, 115
    dilatação do, 118
    dilatação com balão pneumático
        visão endoscópica, *121*
        visão radiológica, *121*
    erosão intrag´strica completa do, *122*
    impactação de alimento na constrição do, *118*

intolerância ao, 118
provocando cintura no balão, *121*
remoção com o uso de prótese, 119
retirada do, com prótese, 120
secção e remoção do, 119
Antro gástrico com anastomose gastrojejunal na cirurgia de Santoro, *8*
Aparelho
    Argon 2, *62*
    de duplo canal, acoplamento, 29
    de enteroscopia para realização de CPRE, posicionamento, *152*
APC, ver plasma de argônio
APC isolado
    indicações e contraindicações para o uso, **60**
    materiais e equipamentos necessários, 60
APC + FTS, passo a passo do procedimento, 64, 65
APC+ FTS isolado
    indicações e contraindicações para o uso, **60**
    materiais e equipamentos necessários, 52
Argônio
    após linha de sutura, aplicação de, *37*
    retirda com, 117
Aspiroma, 31

B

Bainha metálica, introdução contra banda gástrica, *110*
Balão
    de ablação, *53*
        posicionamento imediatamente distal ao nível da papila duodenal maior, *55*
    de ar, 18
    de dilatação posicionado, *127*
    desinsuflado, *131*
    intragástrico
        características específicas dos diferentes tipos, **11**
        complicações e efeitos adversos, 21
        complicações relacionados ao, **24**
        contraindicações absolutas e relativas, **10**

convencional
    implante/colocação de, 12
    remoção/retirada/reiomplante de, 13
explante, procedimento de, 13, *14*
implante/colocação, 12, *12-13*
indicações de acordo com o Índice de Massa
    Corpórea, **10**
orientações dietéticas durante e após a colocação, **24**
remoção/retirada/explante de, 13
-requisitos para qualquer tipo de, 11
    tipos aprovados para uso no Brasil, 11
intragástrico ajustáveis, remoção/retirada/explante de,
    18
intragástrico de ar, implante/colocação de, 18-20, *20-23*
intragástrico líquidos ajustáveis, 14
    implante/colocação de, 15
    implante/colocação de, 15, *15-16*
líquidos convencionais, 12
não ajustáveis, 12
pneumático, *141*
posicionado na estenose da anastomose, 128
posicionamento correto e seguro do, *130*
segmento distal do, *141*
técnicas de implante e explante dos, 11
Banda
aspecto final após retirada da, *112*
gástrica ajustável, 4
    possíveis complicações da, **106**
gástrica, retirada endoscópica, 105
gástrica sendo seccionada pelo fio-guia contra a bainha
    metálica do litotriptor, *110-111*
gástricas migradas, visualização em retrovisão de, *107*
laçando-a com fio-guia, *109*
migrada, secção e remoção endoscópica da, 107
totalmente dentro do estômago, *111*
Bolsa gástrica, 125, *125*
Broncoaspiração, 75
Bulbo um mês após a remoção do dispositivo, *49*
Bypass gástrico em Y-de -Roux, 4, 115
    complicações do anel de restrição no, **115**

C

Camada muscular
identificação por ultrassônico endoscópico, *164*
introdução da agulha de 25 Gauge na, *164*
Caps, 74
Cápsula
da extremidade distal do sistema de implantação, *45*
que acondiciona o DETEDJ, *45*
Capuz transparente maleável para proteção da mucosa
esofagogástrica, *45*
Cateter
com extremidade em gancho, *45*
de ablação
    hidrotérmica, *53*
    hidrotérmica Fractyl, *53*
    introdução sob controle radioscópico, *55*
de argônio realizando septotomia, 82

de balão hidrostático de dilatação progressiva, *127*
duplo *pigtail*, *90*
introdutor
    guiado pelo fio-guia, passagem do, *98*
    passagem do, *98*
para APC, *61*
single pigtail 12 fr., *91*
umbilical que conecta o cateter de ablação ao console de
    controle, *54*
CCK (colecistoquinina), 99
Ciclo de injeção demonstração do, 55
Cinth, 34
agulha liberada para o, *36*
etapas de liberação do, *37*
liberando o, 36
Cintilografia de esvaziamento gástrico, *163*
Cirurgia
bariátrica, 3, 87
de banda gástrica ajustável, ilustração esquemática, *106*
de Santoro, 8
    antro gástrico com anastomose gastrojejunal na, 8
Clamp atraumático laparoscópico, *157*
Clipagem da parede lateral do duodeno ao nível da papila
    duodenal maior, *54*
Clipe, aplicação de, *133*
Colangiografia
endoscópica retrógrada (CPRE), 151
    através de fístula gastrogástrica, 156
    opções em pacientes pós-*bypass* gástrico em Y-de-
        Roux, 152
    pós-*bypass* gástrico em Y-de-Roux, 151
desafios, 152
    transgrástrica assistida, *154*
        através de fístula gastro-gástrica, *157*
        por laparoscopia, 154
Colecistoquinina, concentrações, 9
Colonoscópio, reintrodução para controle endoscópico do
    posicionamento e progressão do cateter, *55*
Compressão
da grande curvatura, 35
extrínseca de banda gástrica ajustável em retroflexão, 4
Conector, secção entre o porte e as ligaduras, *108*
Console de controle da Fractyl® para realização do
    Remodelamento de Mucosa Duodenal, *54*
Constrição por banda gástrica ajustável logo abaixo da
    junção escamocolunar, 4
Controle radioscópico do posicionamento do fio-guia
    teflonado em alça jejunal, *55*
Curva de perda de peso, 129
Curvatura gástrica, *33*

D

Deiscência
extensa de anastomose gastrojejunal de *bypass* gástrico
    em Y-de-Roux, *70*
pós-cirurgia bariátrica, tratamento endoscópico, 79
tratamento endoscópico pós-cirurgia bariátrica com
    próteses, 69

tratamento endoscópico pós-cirurgia bariátrica, tratamento endoscópico da, 87
Derivação
gástrica em Y-de-Roux, 4, 125
gástrica sem anel, 129
Desinsuflação, início da, *130*
Deslizamento
da banda, 4
do anel
de restrição, 117
visão endoscópica do, *117*
visão radiológica, *118*
Diabetes
mellitus, 51
remodelamento de mucosa duodenal como tratamento endoscópico do, 51
Dilatação
com balão, *73*
com balão em estenose gastrojejunal pós-*bypass* gástrico em Y-de-Roux, séries publicadas sobre, **131**
com balão x dilatação com velas, 131
em reoperações, 129
endoscópica, estratégia de, 128
hidrostática para 20 mm com balão TTS, *139*
pneumática, *81*, 139
com radioscopia, 142
cuidados pré-procedimento, 139
sem radioscopia, passos técnicos, 139
sob radioscopia, *144*
segura com balão bem posicionado, *130*
Disparo
da primeira flange
distalmente ao orifício fistuloso, imagem radioscópica, *99*
sob visualização endoscópica, *101*
da segunda flange, *99*
do oclusor cardíaco, *99*
Dispositivo, colocação por meio do canal de trabalho do endoscópio, 102
Duplo *pigtail*, 87
materiais e equipamentos necessários, 88

E

Efeito incretina, 51
Empurrador de prótese, *90*
biliar, *102*
Endobarrier, 43, *43*
avaliação pré-procedimento, 44
contraindicações, 44
eficácia, 49
eventos adversos, 49
funcionamento do, animação mostrando o conceito, 43
impede o contato do quimo com as secreções biliopancreáticas no duodeno e no jejuno proximal, *44*
implante do passos técnicos do procedimento de, 45
indicações, 44
liberado no bulbo duodenal, *47*

pós-opertório, 50
pós-procedimento, 50
procedimento de retidara do, demonstração, 49
profilaxia infecciosa, 45
retirada do, passos técnicos do procedimento de, 48
sedação sugerida, 44
sequência de remoção do, *48-48*
sequência esquemática de colocação, *46-47*
Endoscopia, papel no manejo de fístula após cirurgia bariátrica, 79
Endosutura gástrica, 27 (*v.tb.* Gastroplasia endoscópica vertical)
Enteroscopia peroral com auxílio de dispositivos, 152
Erosão
do anel de retenção, *116*
intragástrica, 116
Esofagite erosiva grau "C" de Los Angeles, *137*
Esôfago-estômago-duodenografia, 135
evidenciando trânsito lentificado, *136*
Estase alimentar com anel bem posicionado, *118*
Estectomia por túnel submucoso, 146
Estenose
após remoção de prótese esofágica, *73*
da anastomose gastrojejunal, 129
da anastomose gastrojejunal no *bypass* gástrico, *126*
da anastomose gastrojejunal pós-*bypass* gástrico, tratamento, 125
de anastomose gastrojejunal em paciente submetido a cirurgia revisional por fístula, *132*
de anastomose pós-cirurgia de conversão, *130*
do terço médio do corpo com pregas, *138*
intransponível ao endoscópio padrão, *73*
pós-gastrectomia vertical, tratamento endoscópico, 135
Estilete sendo utilizado para realizar septotomia, *80*

F

Fio de sutura, 30
Fio-guia
capturando-o com alça de polipectomia, *108,*
de Savary, *140*
hidrofílico, *88*, *140*
insinuado pela estenose da anastomose, *128*
introduzindo entre banda e parede gástrica, *108*
na alça eferente, dificuldade de passagem, *130*
no antro gástrico, *108*
passagem pela pela bainha metálica e litotriptor, prendendo, *109,*
passagem por endoscopia, *100*
posicionado em direção à alça eferente, *128*
teflonado
em primeira alça jejunal, contorle radioscópico do posicionamento do, *55*
passagem pelo orifício fistuloso, *98*
Fístula(s)
após gastrectomia vertical, *70*
crônica após gastrectomia vertical, *80*
crônica pós-cirurgia bariátrica, tratamento endoscópico, 95

crônica refratária a múltiplos tratamentos, sendo evidenciado septo fibroso, *84*

definição, 95

gastrogástrica, *97*

pós-cirurgia bariátrica, tratamento endoscópico, 79

tratamento endoscópico pós-cirurgia bariátrica com próteses, 69

tratamento endoscópico pós-cirurgia bariátrica, tratamento endoscópico da, 87

Flange distal disparada na região prepilórica, *145*

Fratura da malha da prótese, 75

Freehand, 158

Fulguração com plasma de argônio, 63

G

Gastrectomia vertical, 3, 6

Gastroplastia

endoscópica vertical, 27

anestesia, 28

avaliação pré-procedimento, 28

contraindicações, 28

curva de aprendizado, 30

equipe multidisciplinar, 28

eventos adversos, 39

indicações, 28

local do procedimento, 28

materiais e equipamentos necessários, 29

passos técnicos do procedimento, 30

pontos de perigo e armadilhas, 36

pós-procedimento, 39

profilaxia, 28

-sem overtube, 30, *31*

H

Helix, *30,* 38

como utilizar, 33

e tração do fio, *38*

preso ao tecido, *38*

Hiperplasia tecidual, *75*

em margem proximal de prótese, *76*

I

Implantação do endobarrier

animação mostrando a sequência de, *46*

demonstração do procedimento, 46

Incisura *angularis* e parede anterior, *33*

Insuflação pneumáutica, 141

Insuflador(es)

descartáveis, *142*

permanente, *142*

Intubação orotraqueal, 29, *29,* 52

J

Junção escamocolunar em paciente com *bypass,* 5

L

Laceração esofágica, 36

Lavagem gástrica, 29

Lesões ulceradas anastomóticas pós-APC, *66*

Ligadura no conector entre banda gástrica e porte, *108*

Linha

de anastomose

laceração na, *129*

-rompimento da, *129*

vista através do balão no momento da dilatação, *129*

de grampeamento apresenta mínima perda da linearidade considerada dentro da normalidade, *138*

de sutura ao longo do corpo gástrico contralateral à pequena curvatura, *6*

M

Manga, *45*

implantável, *43*

Manopla de comando das agulhas de injeção, 53

Máquina de sutura, *29*

Marcação

com aspiração da mucosa, *32*

com clipe, 31, *32*

Migração do oclusor cardíaco, *103*

Mínima compressão, *143*

Miotomia em espessura total da região subcárdica ao antro proximal, *149*

Mucosa duodenal, abaulamento sobre o lúmen da prótese, *75*

O

Obesidade, 151

tratamento da, injeção endoscópica da toxina botulínica na parede gástrica no, *161*

Oclusor cardíaco, 95, *96*

e sistema introdutor, 97

indicações e contraindicações, 96

manopla para captura e liberação do, *97*

migração do, 103

no manejo das fístulas, efeitos adversos do uso, *104*

off-label no manejo de fistulas pós-cirurgia bariátrica, indicações e contraindicações, **96**

posicionamento adequado do, *99, 102*

técnica com o uso do, 95

Orifício fistuloso

identificação do, *97*

identificação por endoscopia, *100*

Overtube, 29, 36

bucal acoplado, *30*

com *cuff* insulflado, *33*

e esôfago, *33*

laceração pelo, *38*

segmento distal do, *32*

P

Padrão
    de sutura em X, 35
    em quadrado, 35
    em U, 36
    em X, *35*
Passagem do duplo *pigtail stent,* 90
Perfuração puntiforme rente à linha de anastomose, *133*
Pinça
    de biópsia junto à anastomose gastrojejunal para estimativa do calibre da anastomose, *5*
    de biópsia pediátrica, *102*
    graduada e articulada, *61*
    tipo Grasper, *61*
Plasma de argônio, 60
    endoscópico, 62
    endoscópico com sutura endoscópica revisional de espessura total, 63
    fulguração com, *63*
Ponto de injeção
    região da cárdia, *164*
    região da grande curvatura, *164*
    região do antro, *164*
Porta-agulha, 38
Port-a-cath, remoção do, *107*
Pouch, *106*
    gástrico, *5*
Prega gástrica
    formação, *34*
    paralela as torres, *34*
Princípio da Vacuoterapia, 87
Profilaxia infecciosa, 45
Prótese (s)
    colocação de, passos técnicos, 71
    esofágicas, 69
    impossibilidade de remover, 76
    introduzindo uma segunda, *147*
    metálica
        autoexpansível, imagens radiológicas, *72*
        imagens endoscópicas, *74*
    metálica expansível, colocação, 144
        cuidados pré-procedimento, 144
        passos técnicos, 144
    no tratamento de fístulas e deiscências após cirurgia bariátrica, indicações e contraindicações, **71**
    no tratamento primário de fístulas agudas, 70
    parcialmente recoberta com granulação incorporando as flanges, *146*
    remoção de, passos técnicos, 74
    Sobed, colocação de, 72
Punção
    direta, 158
    do estômago excluso, *158*
    ecoguiadas, técnica alternativa de, 163

R

Refratariedade à dilatação, 132

Reganho de peso
    como escolher o melhor procedimento, 60
    cuidados pós-procedimento, 64
    cuidados pré-procedimento, 60
    eventos adversos, 64
    materiais e equipamentos necessários, 60
    passos técnicos, APC isolado, 62
    passos técnicos, APC+ FTS, 63
    pontos de perigo e armadilhas, 63
    pós-*bypass* gástrico, tratamento, 59
    pós-cirurgia bariátrica, 59
    tratamento pós-bypass gástrico, 59
        indicações e contraindicações, 60
        tratamento, 59
Região da incisura angular vista do corpo gástrico, *7*
Remodelamento
    de mucosa duodenal
        aspecto endoscópico final de dois procedimentos de, *56*
        aspecto final do procedimento, 56
        como tratamento endoscópico do diabetes tipo 2, 51
            cuidados pós-procedimento, 57
            cuidados pré-procedimento, 52
            eventos adversos, 56
            indicações e contraindicações, 52
            passos técnicos, 52
            pontos de perigo e armadilhas, 56
            procedimento, 52
            tipo de sedação sugerida, 52
        indicações e contraindicações, **52**
Retirada endoscópica de banda gástrica, 105
    cuidados pós-procedimento, 112
    cuidados pré-procedimento, 107
    eventos adversos, 112
    indicações e contraindicações, 106
    passos técnicos, 107
    pontos de perigo e armadilhas, 112
Retroflexão, 4
    do antro, *7*
Ruptura do fio de segurança, 75

S

Sangramento em área de APC durante o procedimento, *66*
Secreção purulenta drenando por orifício fistuloso, *83*
Septo
    formado pelo remanescente dilatado do fundo gástrico, **8**
    fibroso, incisão sendo realizada no, *84*
Septotomia, 79, 82
    estilete sendo utilizado para realizar, 4, *80*
    indicações e contraindicações no tratamento de fístulas e deiscências após cirurgia bariátrica, **81**
Seringa com água acoplada a manômetro, *127*
Sistema
    alternativo com o oclusor cardíaco capturado pela pinça, *102*
    de ancoragem, *45*
        alavanca de liberação do, *45*

de aspiração, *89*

de implantação, cápsula da extremidade distal do, *45*

de implantação do Endobarrier, *45*

de insuflação para dilatação, *127*

de remoção, *45*

de sutura endoscópica, 27

introdutor

    introdução pelo acesso cutrâneo, *101*

    posição adequada, *102*

    visualização com o oclusor cardíaco, *101*

    visualização, *101*

metálico de aconcoragem, *43*

Sonda nasográfica, *89*

Sutura

e bolsa, confecção, *156*

em U, 2

    padrão de, 34

endoscópica, 30

endoscópica após marcação, *32*

endoscópica de espessura total, 60

visão endoscópica e progressão da, *34*

T

Take home message, 24

Técnica

alternativa da colocação do oclusor cardíaco, *102, 103*

anterógrada, 97

com uso do oclusor cardíaco, 95

de Backpack, 91, *91*

de implante e explante dos balões, 11

de montagem e disparo do oclusor caríaco, 96

de septotomia, 79

de *stent-in-stent*, 75

de vacuoterapia e drenagem por pigtail, 87

endoscópicas, 9

retrógrada, fístulas cutâneas, 100

Terapia endoscópica, indicações, 87

Tesoura bariátrica utilizada para secção de anel, *117*

Toxina botulínica, *161*

injeção de, técnica, 162

injeção endoscópica na parede gástrica no tratamento da obesidade, 161

injeção guiada por ultrassônico endoscópico, *165*

mecanismo de ação da, *162*

no manejo da obesidade, indicações e contraindicações, *162*

Tração, 20

da pinça com o dispositivo acoplado em sua extremidade visando "encapar" o oclusor cardíaco, *102*

do cateter introdutor, *99*

do fio e cinth, 36

do sistema introdutor, *101*

Trajeto fistuloso, *97*

Tratamento

endoscópico

    da estenose pós-gastrectomia vertical, 135

        cuidados pós-procedimento, 144

        eventos adversos, 144

        pontos e perigo e armadilhas, 144

    de anel de restrição, 115

        cuidados pós-procedimento, 122

        cuidados pré-procedimento, 118

        eventos adversos, 122

        indicações e contraindicações, 116

        passos técnicos, 119

        pontos de perigo e armadilhas, 122

endoscópico da estenose da anastomose gastrojejunal pós-*bypass* gástrico, 125

    avaliação pré-procedimento, 126

    complicações, 132

    contraindicações, 126

    estragégia de dilatação endoscópica, 128

    indicação, 126

    material e equipamentos, 126

    resultados, 131

    sedação sugerida, 126

    técnica endoscópica, 127

    tratamentos alternativos, 132

endoscópico da fístula crônica pós-cirurgia bariátrica, 95

Trocarte de laparoscopia, 155

Tubo

conector, remoção do, 107

gástrico de aspecto adequado, *137*

Tubulização

gástrica, 36

gástrica distal, *27*

gástrica proximal, *27*

Twisted sleeve, 135

V

Vácuo endoluminal, 88

Vacuoterapia

materiais e equipamentos necessários, 88

passos técnicos, 88

princípio da, 87

Válvula de enchimento, 15